Dr. Peter Niemann
Powerhormon Testosteron

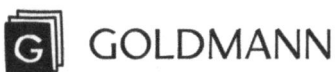

Buch

Testosteron ist das wichtigste männliche Geschlechtshormon. Ein normaler Testosteronspiegel ist unabdingbar für die männliche Gesundheit. Ein ausgeglichener Testosteronhaushalt sorgt für Leistungsfähigkeit, Konzentration und ein erfülltes Sexualleben. Informativ und gut verständlich zeigt Dr. Peter Niemann, warum Testosteron für den Mann essenziell ist und wie es natürlich gesteigert werden kann.

Autor

Dr. Peter Niemann ist in den USA und Deutschland aufgewachsen. Nach dem Studium der Humanmedizin arbeitet er heute als Facharzt für Innere Medizin, Geriatrie und Integrativmedizin. Seit 2009 lebt und arbeitet Dr. Peter Niemann in den USA.

Dr. Peter Niemann

Powerhormon Testosteron

Warum es für den Mann so wichtig ist und wie es natürlich gesteigert werden kann

Für mehr Gesundheit, Fitness und Ausdauer

GOLDMANN

Alle Ratschläge in diesem Buch wurden vom Autor und vom Verlag sorgfältig erwogen und geprüft. Eine Garantie kann dennoch nicht übernommen werden. Eine Haftung des Autors beziehungsweise des Verlags und seiner Beauftragten für Personen-, Sach- und Vermögensschäden ist daher ausgeschlossen.

Wir haben uns bemüht, alle Rechteinhaber ausfindig zu machen, verlagsüblich zu nennen und zu honorieren. Sollte uns dies im Einzelfall aufgrund der schlechten Quellenlage bedauerlicherweise einmal nicht möglich gewesen sein, werden wir begründete Ansprüche selbstverständlich erfüllen.

Sollte diese Publikation Links auf Webseiten Dritter enthalten, so übernehmen wir für deren Inhalte keine Haftung, da wir uns diese nicht zu eigen machen, sondern lediglich auf deren Stand zum Zeitpunkt der Erstveröffentlichung verweisen.

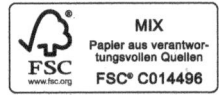

Penguin Random House Verlagsgruppe FSC® N001967

1. Auflage
Originalausgabe August 2022
Copyright © 2022: Wilhelm Goldmann Verlag, München,
in der Penguin Random House Verlagsgruppe GmbH,
Neumarkter Str. 28, 81673 München
Umschlag: Uno Werbeagentur, München
Umschlagmotiv: FinePic®, München
Redaktion: Eckard Schuster
Satz: Uhl + Massopust, Aalen
Druck und Bindung: GGP Media GmbH, Pößneck
Printed in Germany
GS · IH
ISBN 978-3-442-17933-6

Inhalt

Einleitung 9

Teil 1 15
Kapitel 1: Die Entdeckung von Testosteron 17
  1.1: Was ist Testosteron? 18
  1.2: Die Herstellung von Testosteron in unserem Körper 21
  1.3: Wie Testosteron verstoffwechselt wird 24
  1.4: Der Testosteronspiegel im Tagesverlauf 28
  1.5: Die körperliche Regelung des Testosterons und seine
     Messung 29
  1.6: Was ist ein normaler Testosteronwert? 32

Kapitel 2: Die wichtige Funktion des Testosterons 37
  2.1: Testosteron – ein lebenswerteres Leben mit weniger
     Depressionen 39
  2.2: Testosteron – weniger Schmerzen und
     schmerzresistenter 40
  2.3: Immer ruhig bleiben – Stressresistenz 42
  2.4: Positivere Selbsteinschätzung durch Testosteron 44
  2.5: Testosteron – bei Frauen beliebter 45
  2.6: Intensivere Sexualität, weniger sexuelle Störungen 47
  2.7: Besseres Gedächtnis, höhere Denkleistung 49
  2.8: Stärkere Knochen und Muskeln 50
  2.9: Verbesserung von Stoffwechselstörungen 53

Kapitel 3: War die COVID-19-Pandemie auch eine Pandemie des niedrigen Testosterons? 55

Kapitel 4: Midlife-Crisis: Hilfe, das Testosteron ist zu niedrig! 59

Teil 2 65
Kapitel 5: Über 50 natürliche Wege, um den Testosteronwert zu erhöhen 67

   Tipp 1: Verlieren Sie Gewicht 69
   Tipp 2: Treiben Sie Sport 72
   Tipp 3: Schlafen Sie ausreichend 74
   Tipp 4: Meiden Sie Stress 77
   Tipp 5: Meiden Sie Plastikbehälter 80
   Tipp 6: Bauen Sie einen Wasserfilter ein oder filtrieren Sie Ihr Wasser 83
   Tipp 7: Essen Sie Bioprodukte 86
   Tipp 8: Betreiben Sie regelmäßige Zahnpflege 88
   Tipp 9: Gehen Sie mit Ihrem Arzt Ihre Medikamentenliste durch 90
   Tipp 10: Lassen Sie Ihre Hoden auf Varikozelen untersuchen 92
   Tipp 11: Lassen Sie sich auf bestimmte Krankheiten untersuchen 93
   Tipp 12: Arbeiten Sie nicht zu viel 95
   Tipp 13: Tragen Sie Ihr Mobiltelefon nicht zu nah an Ihren Hoden 97
   Tipp 14: Schauen Sie nicht zu viel fern 100
   Tipp 15: Meiden Sie Lärm 102
   Tipp 16: Essen Sie Honig 104
   Tipp 17: Essen Sie gelegentlich eine Süßkartoffel 106
   Tipp 18: Reduzieren Sie Ihren Zuckerkonsum 107

Tipp 19: Vermeiden Sie fettfreies Essen (wenn Sie
normalgewichtig sind) 111
Tipp 20: Trinken Sie Kaffee 113
Tipp 21: Essen Sie mehr Zwiebeln 115
Tipp 22: Probieren Sie Ingwer. 117
Tipp 23: Meiden Sie bestimmte Nahrungsmittel. 118
Tipp 24: Fasten Sie nur unter bestimmten Bedingungen 120

Tipps 25–36: Nahrungsergänzungsmittel. 123
Tipp 25: Probieren Sie Zink. 124
Tipp 26: Nehmen Sie Magnesium ein. 126
Tipp 27: Nehmen Sie Bor ein 127
Tipp 28: Überprüfen und erhöhen Sie Ihren
Vitamin-D-Spiegel. 129
Tipp 29: Versuchen Sie D-Asparaginsäure 131
Tipp 30: Nehmen Sie Ashwagandha ein. 132
Tipp 31: Erwägen Sie Mucuna 133
Tipp 32: Setzen Sie Bockshornklee ein 135
Tipp 33: Versuchen Sie Pinienrindenextrakt mit Arginin 136
Tipp 34: Erwägen Sie Maca 137
Tipp 35: Probieren Sie Tongkat Ali 138
Tipp 36: Probieren Sie Tribulis terrestris 139

Tipps 37–53: Rauschmittel und ihre Wirkungen 142
Tipp 37: Trinken Sie (nur) gelegentlich Alkohol. 142
Tipp 38: Konsumieren Sie nur wenig oder kein Cannabis. 144
Tipp 39: Rauchen Sie ein paar Zigaretten. 146
Tipp 40: Lieber zu kalt als zu warm – gehen Sie hinaus in
die Kälte 148
Tipp 41: Seien Sie vorsichtig beim Fahrradfahren. 149
Tipp 42: Suchen Sie sich eine Kampfsportart aus 150

Tipp 43: Gewinnen Sie beim Sport, beim Videospiel oder
an der Börse 152
Tipp 44: Werden Sie Anhänger einer Mannschaft oder
einer Partei, die oft gewinnt. 154
Tipp 45: Fahren Sie einen Sportwagen. Oder gönnen Sie
sich Markenartikel.............................. 155
Tipp 46: Werden Sie Chef............................ 157
Tipp 47: Meiden Sie große Höhen(wanderungen) 158
Tipp 48: Tragen Sie lockere Unterwäsche und Hosen 159
Tipp 49: Nehmen Sie eine Auszeit von Ihren Kindern........ 161
Tipp 50: Drehen Sie die Musik aus 162
Tipp 51: Machen Sie Extremsport. 163
Tipp 52: Meiden Sie bestimmte Cremes, auch
Sonnenschutzcremes............................ 165
Tipp 53: Seien Sie sexuell aktiv. 166

Kapitel 6: Therapiemöglichkeiten mit Testosteron 169
Testosterontabletten 170
Hauttherapie 170
Injektionstherapie 171

Schluss... 173

Quellenverzeichnis................................. 175

Sachregister 187

Einleitung

Wir leben in sich schnell wandelnden Zeiten. Während noch vor wenigen Jahren fast alle Menschen regelmäßig – und analog – zur Arbeit pendelten oder gesellschaftliches Miteinander nur im direkten Kontakt geschehen konnte, sind heute Homeoffice, Homeschooling oder Videotelefonate und -konferenzen eine Selbstverständlichkeit geworden. Auch die moderne Medizin hat sich rasant entwickelt und viele neue und großartige Erkenntnisse in den letzten Jahren und Jahrzehnten zutage gefördert.

Der Mensch ist aber im Grunde genommen noch immer das gleiche Wesen geblieben, trotz all dieser Veränderungen. Unsere Grundstruktur, die Biologie des Körpers, ähnelt noch immer jener unsere Vorfahren, die vor vielen zig Jahrtausenden den Schritt raus aus den Wäldern in die Steppen Afrikas wagten. Das ist ein Problem, denn wir müssen uns bewusst machen, dass nicht alle Veränderungen in unserer Umwelt positiv auf uns wirken und wir deshalb oft eine Dissonanz zwischen unserem Körper und unserer Umwelt erleben. Gerade in den letzten Jahrzehnten hat sich unsere Umwelt so massiv verändert, dass viele von uns diese Dissonanz spüren.

Die Midlife-Crisis wurde beispielsweise erst in den 50er-Jahren des 20. Jahrhunderts beschrieben, viele Wissenschaftler betrachten sie als Folge der Moderne und Industrialisierung.[1] Auch die Zahl der psychischen Erkrankungen nimmt seit Jahren unentwegt zu und hat gerade im Jahr 2020 einen Rekordstand in vielen Ländern erreicht, wobei auch die COVID-19-Pandemie eine Rolle spielte.[2] Schlafstörungen sind auf dem Vormarsch, und immer mehr Menschen leiden an chronischem Stress und/oder Burn-out. All das deutet darauf hin, dass unsere moderne Gesellschaft uns zwar zum Teil fantastische Möglichkeiten der Selbstverwirklichung bietet, wir aber uns im eigentlichen Sinne des Wortes nicht mehr wohl in unserer Haut fühlen.

Testosteron beziehungsweise sein Mangel spielt hierbei gerade bei vielen Männern eine sehr wichtige Rolle. So beobachtet man, dass Männer mit dem Älterwerden öfters depressiv werden. Sie neigen auch eher zur Fettleibigkeit, klagen vermehrt über nachlassende Kraft und Energie, haben häufiger chronische Schmerzen oder leiden unter sexuellen Störungen. Hierbei spielt ein Mangel an Testosteron bei vielen Männern eine maßgebliche Rolle. Selbst während der COVID-19-Pandemie waren gerade jene Männer, die einen niedrigen Testosteronspiegel hatten, häufiger von einem schwereren Krankheitsverlauf betroffen und wiesen eine höhere Sterblichkeit auf als solche mit normalem Testosteronspiegel.[3]

Aber auch jüngere Männer sind immer häufiger von nachlassendem Testosteron betroffen. Spätestens seit den 80er-Jahren des 20. Jahrhunderts wird beobachtet, dass junge Männer immer niedrigere Testosteronwerte aufweisen im Vergleich zu gleichaltrigen Generationen vor ihnen.[4] Überspitzt kann man sagen, dass ein 20- oder 30-jähriger Mann heutzutage nicht mehr – hormonell – im gleichen Maße Mann ist wie die gleichaltrigen Vertreter seiner Vater- oder Großvatergeneration vor ihm.

Mit anderen Worten: Das Thema niedriges Testosteron,

fachlich als Hypogonadismus bezeichnet, ist durchaus ein sehr wichtiges. Es erhält aber nicht die Aufmerksamkeit in der Öffentlichkeit, die es verdient. Das soll mit diesem Buch geändert werden: Es soll Männern helfen, gesünder zu leben, aber auch ihre Männlichkeit wiederzuentdecken.

Denn was viele Männer zwar spüren, aber nicht unbedingt wissen: Ihr Testosteron nimmt oftmals schon ab dem 30. Lebensjahr kontinuierlich ab. Testosteron, dieses für Männer so wichtige Hormon, hilft ihnen, sich dynamisch und selbstbewusst zu fühlen, es ist für den Muskelauf- und den Fettabbau verantwortlich, reguliert die Sexualität, verbessert die Lebenszufriedenheit und Denkleistung, hilft bestimmte Krankheiten abzuwehren und noch vieles mehr. Wenn es aber fehlt, fühlen sich viele Männer unwohl, und manche verfallen sogar in eine regelrechte Depression. Dabei sind, je nach Untersuchung, bis zu einem Drittel aller Männer über 45, aber auch immer mehr jüngerer Männer, mittlerweile vom Phänomen eines zu niedrigen Testosteronwerts betroffen.[5]

Wenn Männer (und ihr Umfeld, meist die Partnerin oder Ehefrau) sich für das Thema Testosteron interessieren, ist der Wert oft schon mehrere Jahrzehnte lang abgesunken. Es ist zwar nie zu spät, diese Entwicklung rückgängig zu machen, aber man hat dann doch jede Menge Lebenslust, -kraft und -zeit verschwendet. Wenn ich diese Männer dann in der Praxis oder im Krankenhaus erlebe, bedauere ich all diese Jahre, die sie unerkannt gelitten haben.

Genau hier soll dieses Buch ansetzen. Ich will wichtige Aspekte der mittlerweile sehr umfangreichen Forschung zum Thema Testosteron vorstellen. Aber es sollen nicht nur all die Zusammenhänge von Testosteron mit Krankheiten, Lebensfreude und Gesundheit aufgezeigt werden, sondern auch mehr als 50 konkrete Ratschläge präsentiert werden, mit deren Befolgung Männlichkeit zurückgewonnen werden kann, unabhängig vom Alter. Mit Absicht wird eine breite Palette an Empfehlungen vorgestellt, damit für jedermann etwas dabei ist. Natürlich kann man auch auf Testosteronpräparate zurückgreifen, doch es wird seit Jahren kontrovers gestritten, ob diese sich nicht nachteilig auf das Herzinfarkt- und Schlaganfallrisiko auswirken.[6] Deshalb werden sie diesbezüglich auch vonseiten der Ärzte nicht mehr ganz so freizügig verschrieben.[7] Die hier im Buch präsentierten Ratschläge sind daher echte Alternativen, weil es sich um natürliche Testosteron-Booster handelt.

An wen richtet sich dieses Buch? Es ist nicht nur für Männer gedacht, die ihre Männlichkeit wiederherstellen oder verbessern wollen, sondern auch für all jene Frauen, die diese Männer im Leben begleiten, ob als Partnerin, Mutter, Tochter, Schwester oder Freundin. Es richtet sich also an all jene Menschen, die ein Interesse daran haben, dass ein Mann eine erfüllte Sexualität hat und sich eines zufriedenen, vitalen und dynamischen Lebens erfreut.

Dieses Buch kann natürlich keinen Arzt oder Apotheker ersetzen, und so möchte ich betonen, dass jeder meiner Ratschläge idealerweise mit einem Arzt und/oder Apotheker Ihrer Wahl und Ihres Vertrauens besprochen werden sollte. Wir sind alle derart verschieden, dass es nie eine Standardlösung für alle geben kann.

Beim Verfassen eines solchen Buches müssen viele Entscheidungen gefällt werden, wie beispielsweise die Bewertung der sehr umfangreichen wissenschaftlichen Studienlage zum Thema Testosteron. Eine weitere besteht darin, wie man mit den zahlreichen englischen Begriffen umgehen soll. Heutzutage wird in der Wissenschaft überwiegend auf Englisch publiziert, doch empfinde ich mit Anglizismen gespickte Texte als holprig. Deshalb habe ich viele Begriffe aus dem Englischen übersetzt und mit Absicht mich lieber für deutsche Wörter entschieden – das dient der Lesbarkeit des Textes.

Darüber hinaus weiß ich, dass es Wissenschaftlerinnen genauso gibt wie Wissenschaftler und dass weibliche Ärzte mittlerweile gegenüber männlichen in der Überzahl sind. Dennoch habe ich, erneut die Lesbarkeit des Buches im Auge, mich dafür entschieden, die männlichen Bezeichnungen zu wählen. Damit möchte ich niemanden vor den Kopf stoßen und bitte deshalb die geneigte Leserin oder den geneigten Leser, sich einfach die weiblichen Bezeichnungen mitzudenken. Weiterhin ist mir bewusst, dass die Sexualität breit gefächert ist, und wenn gelegentlich die traditionelle Mann-Frau-Konstellation in diesem Buch angedeutet wird, so dürfen sich die Leserin und der Leser trotzdem sicher sein, dass ich um die Vielfalt des Lebens und auch der Sexualität weiß und dieses in meinen Formulierungen stets mitgedacht und mitgemeint habe, auch wenn es nicht ausdrücklich so ausgesprochen wird.

Mein oberstes Ziel ist die Vermittlung jenes Wissens, wie wir Menschen ein gesundes und glückliches Leben führen können. Für viele Männer bedeutet das, ihr Testosteron zu erhöhen beziehungsweise zu normalisieren. Ich freue mich, dass Sie mich auf dieser Reise hin zu mehr Gesundheit begleiten. Dieser Wunsch, möglichst viele Menschen gesund und glücklich zu sehen, ist mein Antrieb als Arzt und Autor. Und dafür müssen Männer auch Männer sein.

Ihr Dr. med. Peter Niemann

Teil 1

Kapitel 1:

Die Entdeckung von Testosteron

Der menschliche Körper ist voller chemischer Stoffe, die alle auf ihre Art und Weise wichtige Funktionen ausüben. Wir nehmen dieses komplexe Wechselspiel nur in den seltensten Fällen wahr, wobei schon kleine Fehlfunktionen große Konsequenzen haben und beispielsweise Beschwerden und Krankheiten bedingen können. Diese chemischen Stoffe kommen zwar in den unterschiedlichsten Formen und Größen vor, sind aber mit dem bloßen Auge nicht erkennbar, bedürfen also hochauflösender Elektronenmikroskope oder chemischer Analyseverfahren, um überhaupt erkennbar zu sein. Deshalb wurden sie vor allem im 20. und 21. Jahrhundert entdeckt, wobei es selbst heute noch ständig Neuentdeckungen in der menschlichen Biochemie gibt.

Das Molekül Testosteron stellt hier keine Ausnahme dar. Es wurde erstmals im Jahr 1935 von den Chemikern Adolf Butenandt, Károly Gyula und Leopold Ružička synthetisiert. Butenandt und Ružička erhielten hierfür 1939 den Nobelpreis für Chemie. Allerdings hatte man schon im 18. Jahrhundert festgestellt, dass kastrierte Hähne einen Teil ihrer Männlichkeit zurückerlangten, wenn sie Hoden anderer Hähne implantiert bekamen. Im 19. Jahrhundert tauchten zunehmend Berichte auf, wonach von Hoden gewonnene Flüssigkeit bei älteren Männern zu einer Zunahme der Stärke, des Wohlbefindens und sogar der sexuellen Potenz führte.[8] Mit anderen Worten: Die Wissenschaft hatte sich schon seit Jahrhunderten mit Testosteron beschäftigt, auch wenn es erst mit seiner erstmaligen künstlichen Herstellung 1935 die Bühne der modernen Medizin betrat. Doch seither ist es kaum wegzudenken von der Gesundheit von Männern (und zum Teil auch Frauen). Doch was ist überhaupt Testosteron?

1.1 Was ist Testosteron?

Testosteron ist ein Hormon. Der deutsche Begriff hierfür, »Botenstoff«, beschreibt seine Wirkung auf sehr eindrückliche Art und Weise: Es wirkt wie ein Bote auf die verschiedensten Körperteile und Organe, auch wenn sie weit von der Produktionsstätte entfernt liegen. Es gibt im menschlichen Körper viele Botenstoffe wie beispielsweise Östrogen, Progesteron, Kortisol, Adrenalin oder eben Testosteron.

Wie der Name schon sagt, wird Testosteron beim Menschen vor allem im Hoden (lateinisch: *testis*) gebildet. Das ist auch der Grund, wieso es in deutlich höherer Konzentration beim Mann vorkommt, etwa zehnfach höher als bei einer gleichaltrigen Frau – ein Mann hat Hoden, sie nicht. Dennoch stellen auch Frauen und Kinder Testosteron her, aber eben nicht in den hohen und für Männer typischen Konzentrationen.

Etwa 95 Prozent der Testosterongesamtproduktion beim Mann findet in den Hoden statt, daneben wird es auch in den Nebennieren gebildet. Von hier kommt das Testosteron bei

Frauen und Kindern, wobei kleine Mengen auch in den Ovarien, also den Eierstöcken, produziert werden.

Wir Menschen erreichen unsere maximale körperliche Leistung Anfang bis Mitte zwanzig, und Gleiches gilt auch für die Testosteronproduktion: Ihr Maximum liegt in der frühen Erwachsenenzeit. In der Regel erreicht man(n) also im Alter zwischen 20 und 30 Jahren den höchsten Wert des Testosteronspiegels. Ab dreißig geht es körperlich – langsam – bergab, das Testosteron nimmt pro Jahr um etwa ein bis zwei Prozent ab.

Aber schon hier kann ich Sie beruhigen: Das ist keine unabwendbare Entwicklung, und die Mehrzahl der Männer im höheren Alter hat noch normale Testosteronwerte. Vor allem aber gibt es inzwischen viele Anti-Aging-Maßnahmen, mit denen das Älterwerden nicht nur verlangsamt, sondern zum Teil gestoppt oder sogar rückgängig gemacht werden kann, was auch beim Testosteron gilt. Mit zum Teil sehr einfachen Veränderungen können Sie Ihr Testosteron problemlos in kurzer Zeit erhöhen – und können also Ihre eigene Männlichkeit steuern sowie aktives Anti-Aging betreiben.

Sollte bei Ihnen (oder einem Mann, den Sie kennen) diese Entwicklung trotzdem schon eingesetzt haben, so ist es wichtig, eine solche Abnahme des Testosteronspiegels in ihrem Kontext zu setzen: Wenn der Maximalwert mit 30 Lebensjahren erreicht ist und der Testosteronspiegel dann um 1,5 Prozent jährlich abnimmt, dann bedeutet das, dass bei einem 60-jährigen Mann nur noch die Hälfte des ursprünglichen Wertes vorhanden ist. Das ist zwar noch immer zehnmal so viel wie bei einer (gleichaltrigen) Frau und etwa 20-fach höher als bei einem achtjährigen Jungen, trotzdem wird der 60-jährige Mann den Unterschied natürlich spüren. Erklärt das vielleicht, warum Sie oder jemand, den Sie gut kennen, sich in letzter Zeit immer so müde und kraftlos fühlt? Wieso die Muskelmasse und die sexuelle Lust abnehmen?

Wie Sie sich denken können, erklärt diese hormonelle Differenz viele der körperlichen und auch psychischen Unterschiede zwischen einem jüngeren, 30-jährigen und einem gar nicht einmal so alten, 60-jährigen Mann. Noch tragischer ist das, weil heutzutage immer häufiger gerade auch Männer mit 20 oder 30 Jahren unter einem niedrigen Testosteronspiegel leiden. Dass sie dann lieber daheim vor dem Fernseher sitzen wollen oder über vielfältige Beschwerden klagen, könnte genau vom Fehlen dieses männlichen Botenstoffes herrühren.

Dabei ist die eigentliche Menge des Hormons, die fehlt, gar nicht einmal besonders groß, oft nur ein oder zwei Milligramm. Denn der Körper eines durchschnittlichen 30-jährigen Mannes stellt etwa 6 Milligramm Testosteron pro Tag her, also sechs Tausendstel eines Gramms. Sie sehen: So potent ist Testosteron! Sie können hier sicherlich schon erahnen, welche körperlichen und psychischen Veränderungen sich abspielen, wenn bei einem Mann nur kleinste Erhöhungen dieses Botenstoffs eintreten.

Doch bevor auf einzelne Wirkungen des Testosterons eingegangen wird, sollen zunächst seine biochemische Herstellung, seine Verstoffwechslung, seine tageszeitlichen Schwankungen wie auch die laborchemische Bestimmung dargestellt werden – und die Frage beantwortet werden, welche Werte als abnormal anzusehen sind. Dabei geht es zum Teil ausführlich ins Detail, und ich habe Verständnis, wenn mancher Leser die folgenden Unterkapitel eher kursorisch streift.

1.2: Die Herstellung von Testosteron in unserem Körper

Testosteron wird, wie schon oben erwähnt, in unterschiedlichen Organen hergestellt. Vor allem die testikuläre Produktion macht den Großteil aus, weshalb man in früheren Zeiten bei Jungen oder Männern manchmal die Hoden entfernte. Diese Art der Kastration wurde hierbei nicht nur als Strafe für Sexualstraftaten durchgeführt, sondern auch bei vorpubertären Jungen, weil man wusste, dass die Entfernung der Hoden zu einer starken Verringerung vieler männlicher Eigenschaften führte. Die so »behandelten« Männer wurden als umgänglicher und domestizierter angesehen und hatten meist weder sexuelles Verlangen noch sexuelle Potenz. Ihre Stimme war hoch, sie hatten nur spärlichen Bart- und Körperhaarwuchs, waren nicht besonders muskulös und neigten zur Fettleibigkeit. Im Osmanischen Reich setzte man sie vor allem als Haushaltshilfen und Betreuer für die Harems der Herrscher ein, in China in diversen Verwaltungs- und Politikbereichen im kaiserlichen Palast. Zwar wird diese Praxis noch immer in einigen (nicht westlichen) Ländern praktiziert, aber wenn heutzutage eine Reduktion des Testosterons, wie etwa bei manchen Krebsarten, erreicht werden soll, dann nutzt man lieber Medikamente, betreibt also statt einer anatomischen eine medikamentöse Kastration.

In den Hoden sind es die Leydig-Zellen, in denen die Herstellung von Testosteron stattfindet. Sie sind benannt nach dem bayerischen Anatom Franz von Leydig (1821–1908), der sie 1850 entdeckt und ihre Funktionsweise detailliert beschrieben hat.

Es gibt zwei Hauptstoffwechselwege, wie dieses Hormon hergestellt werden kann. Als Ausgangsstoff dient stets das Cholesterin, eine Substanz, die chemisch betrachtet ein Sterin beziehungsweise Sterol ist, weshalb Testosteron manchmal auch als »Steroid« bezeichnet wird. Cholesterin findet sich vor allem in Eiern, Butter und diversen Fleischprodukten, kommt aber letztlich in geringen Mengen in fast jedem Lebensmittel vor. Es ist heutzutage selten geworden, an Cholesterinmangel zu leiden, wobei das bei ausschließlich vegan sich ernährenden Männern durchaus auftreten kann. Übrigens soll man nicht im Umkehrschluss denken, dass eine fleischzentrierte Ernährung zu einer Erhöhung des männlichen Hormons führt. Das stimmt so nicht, Sportler etwa essen meist dann viel Fleisch, wenn sie mit den Eiweißen des verzehrten Fleisches ihre Muskelmasse aufbauen wollen.

Aus diesem Cholesterin entsteht also das Testosteron in mehreren Schritten. Diese Prozesse laufen in verschiedenen Teilen einer Zelle ab, am Anfang in den Mitochondrien, den Kraftwerken unserer Zelle, in späteren Schritten dann direkt in der Zelle selbst.

Das erste Zwischenprodukt ist Pregnenolon. Es folgen dann die Zwischenprodukte Progesteron und Androstendion, bevor man schlussendlich Testosteron erhält. Neben diesem Herstellungsweg, den man auch als Delta-4-Weg bezeichnet, gibt es den Delta-5-Weg, bei dem aus Pregnenolon die Zwischenprodukte 17α-Hydroxypregnenolon, Dehydroepiandrosteron (DHEA), Androstendion und schließlich Testosteron hergestellt werden.

All das ist erwähnenswert, weil sich gerade in der Sportszene die Einnahme einer (oder aller) dieser oben genannten Stoffe verbreitet hat. Es gibt eine mittlerweile unüberschaubar große Palette an Produkten, die einen (oder eben alle) dieser Stoffe vermarkten und hierbei eine testosteronerhöhende Wirkung anpreisen. Gerade DHEA (Dehydroepiandrosteron) und Androstendion erfreuen sich großer Beliebtheit und werden als Testosteron-Booster beworben.

Doch ich rate zur Vorsicht. Es gibt nur in seltenen Fällen einen Anlass, sie einzunehmen, und statt den männlichen Hormonhaushalt zu beeinflussen, vergeuden Sie entweder hiermit Ihr Geld (weil die Präparate oft ziemlich kostspielig sind), oder es treten Nebenwirkungen auf. Sollten Sie dennoch eine solche Einnahme erwägen, würde ich dringend zu einem ärztlichen Gespräch raten und eine laborchemische Bestimmung einer oder all dieser gerade aufgezählten Hormonwerte empfehlen.

Wenn dieses »männliche«– viele Wissenschaftler nennen es so, auch wenn es bei Frauen und Kindern ebenfalls vorkommt – Hormon dann hergestellt und vom betreffenden Organ (vor allem den Hoden, in geringerem Maße auch den Nebennierenrinden und Eierstöcken bei den Frauen) ausgeschüttet worden ist, gelangt es in die Blutbahn und damit ins Blut. Dort bindet es sich zu 97–99 Prozent an vor allem zwei Proteine beziehungsweise Eiweiße: das sexualhormonbindende Globulin (SHBG) und das Albumin. Hierbei verteilt es sich, grob gesprochen, zur Hälfte auf das Albumin und zur anderen Hälfte auf das SHBG, wobei das von den jeweiligen Konzentrationen der einzelnen Stoffe abhängt.

Die anderen 1–3 Prozent des Testosterons sind ungebunden im Blut und werden als freies Testosteron bezeichnet. Das ist dann das eigentlich wirksame Hormon, wobei der Wert sehr eng mit dem an das Albumin oder SHBG gebundenen Testosteron korreliert. Man kann labormedizinisch zwar das freie Testosteron messen, aber weil das technisch aufwendig ist und deutlichen und tageszeitlichen Schwankungen unterliegt, wird viel häufiger das Gesamttestosteron gemessen und dann der freie Teil anhand der Albumin- und sexualhormonbindenden Globulinkonzentrationen berechnet.

Es gibt im Körper keine nennenswerte Speicherstelle für das Testosteron, weshalb es andauernd und neu gebildet werden muss. Diese Notwendigkeit zur kontinuierlichen Herstellung – wie bei der Industrie mit der »Just-in-time«-Produktion – erklärt hierbei nicht nur die weiter unten aufgezeigten Tagesschwankungen, sondern auch, wieso schon kleine Veränderungen im Alltag, der Ernährung oder sonstigen Faktoren des Lebens so deutliche Effekte in oft nur wenigen Tagen und Wochen zeitigen können.

Dieses andauernd neu hergestellte Testosteron steht dann im Blut zur Verfügung, wo es sich an Rezeptoren bindet, also Proteinstrukturen an der Wand einer jeden Zelle, um in der entsprechenden Zelle seine Wirkung zu entfalten. Beim Knochen führt das zur Anregung von knochenbildenden Zellen, beim Muskel zu Aufbau und Verstärkung von Muskelfasern und im Gehirn zu eher »männlichen« Eigenschaften wie größere Schmerztoleranz oder verminderte Depressions- und Stressgefühle. Darauf wird später noch eingegangen. Denn zunächst soll dargelegt werden, wie dieser Botenstoff weiter verstoffwechselt wird.

1.3: Wie Testosteron verstoffwechselt wird

Das in unserem Körper hergestellte Testosteron wird über drei Hauptwege angewendet beziehungsweise abgebaut. Während zwei davon als normal anzusehen sind, ist es der dritte nicht, auch wenn er heutzutage im Rahmen der zunehmenden Übergewichtigkeit von Männern häufiger vorkommt. Alle drei verdienen es, vorgestellt zu werden, gerade wenn man verstehen will, wieso manche Männer einen niedrigeren Testosteronwert haben als andere.

Die erste Methode, wie Testosteron im Körper seine Anwendung findet und damit auch verstoffwechselt wird, ist die Bindung des Testosterons an den Rezeptor einer Zelle, den Testosteronrezeptor. Es wirkt hierbei wie ein Schlüssel in einem Schloss, wobei es zwar keine Tür öffnet, dafür aber eine Kaskade von Stoffwechselprozessen in der Zelle anstößt. Das kann dann, je nach Zelle und Organ, zum Aufbau von Muskelmasse, dem Abbau von Körperfett oder auch dem Absinken von Zucker- und Fettwerten im Blut führen.[9] Am Ende dieser Kaskade wird dann das Testosteron in der Zelle abgebaut und steht dem Körper nicht mehr zur Verfügung.

Der zweite Stoffwechselweg führt zur Umwandlung des Testosterons in einen anderen Botenstoff, das 5α-Dihydrotestosteron, manchmal auch verkürzt als Dihydrotestosteron bezeichnet. Beide Wirkstoffe ähneln sich in ihrer Funktion, wobei das Dihydrotestosteron als potenter gilt. Die Umwandlung geschieht in vielen Organen, und dabei ist das Enzym 5α-Reduktase beteiligt.[10]

Dieser Stoffwechselweg hat für dieses Buch nur bedingte Konsequenzen, weil im Regelfall beide Hormone miteinander korrelieren, was heißt: Ist das Testosteron niedrig, dann ist entsprechend auch das Dihydrotestosteron erniedrigt. Da aber heutzutage millionenfach Medikamente eingesetzt werden, die sich auf diesen Stoffwechselweg auswirken, verdient es erwähnt zu werden. Denn mittlerweile gibt es Millionen von Männern, die zum Beispiel Finasterid oder Dutasterid einnehmen, was nicht nur bei Beschwerden der Vorsteherdrüse (Prostata) zum Einsatz kommt, sondern auch als Mittel gegen Haarausfall eine gewisse Wirkung zeigt (vor allem Finasterid). Denn wer dieses Medikament einnimmt, kann seinen Testosteronspiegel künstlich verändern und dadurch unter Hypogonadismus leiden, wie weiter unten angesprochen wird.

Bei dem für immer mehr Männer wichtigsten, leider sich negativ auswirkenden Stoffwechselweg findet eine Umwandlung vom maskulinisierenden Hormon Testosteron zum feminisierenden Hormon Östrogen beziehungsweise zum Estradiol 2 (oft als E2 abgekürzt) statt. Das geschieht beim Mann vor allem im Fettgewebe. Diese Umwandlung geschieht durch das Enzym Aromatase, manchmal auch als Östrogen-Synthase bezeichnet. Dieses Enzym, das man sich als eine Art Werkbank vorstellen kann, auf der ein Stoff (Testosteron) zu einem anderen (Estradiol 2) umgebaut wird, kommt in vielen verschiedenen Organen im menschlichen Körper vor, doch gerade das Fettgewebe enthält eine nicht unerhebliche Menge davon.[11] Das bedeutet wiederum, dass mit ansteigendem Fettanteil unseres Körpers eine immer größere Menge an Aromatase vorhanden ist mit entsprechend verstärkt ablaufender Umwandlung von Testosteron in Estradiol 2.

Das wirkt sich aus, denn Östrogene haben nicht nur eine verweiblichende Wirkung, sondern wirken hinsichtlich ihres hormonellen Effekts um ein Vielfaches stärker als Testosteron. Deshalb erstaunt es Sie vielleicht nicht zu erfahren, dass übergewichtige und fettleibige Männer nicht nur mit jedem Kilogramm an Extrafett weniger Mann werden, sondern auch eine gewisse Verweiblichung erfahren. Wie sich das äußert? Es findet beispielsweise ein gewisses Brustwachstum statt, Muskulatur und Körperbehaarung nehmen ab, und bei manchen wird auch die Stimmlage höher. Übergewichtige Männer leiden häufiger unter Depressionen, sind oft antriebsgemindert und klagen über Gedächtnis- und Konzentrationsstörungen,[12] was alles typische Anzeichen eines Testosteronmangels sein kann.

Da mittlerweile mehr als 50 Prozent aller Männer in Deutschland (in Österreich, Luxemburg und der Schweiz etwas weniger) unter Übergewicht und sogar ein knappes Drittel unter Fettleibigkeit leiden, ist dieses Phänomen weit verbreitet. Bei manchen ist der Anteil an Östrogen sogar derart hoch, dass Ärzte einem hypogonadalen Mann nicht nur Testosteron verschreiben, sondern auch Arzneimittel, die Aromatase hemmen. Damit soll dann das männlich machende Hormon erhöht und gleichzeitig sein Abbau in das weiblich machende Estradiol 2 verhindert werden. Mit diesem Buch, vor allem mit den zahlreichen Ratschlägen im zweiten Teil, können sie solche Medikamente vermeiden und auf natürliche Art und Weise männlicher werden.

Neben den hier vorgestellten Stoffwechselwegen existieren noch andere. So kann etwa der Botenstoff einfach im Laufe der Zeit in der Blutbahn allmählich zerfallen oder aber mit dem Albumin oder dem SBG bei manchen Krankheiten herausfiltriert werden, doch spielen diese Wege der Verstoffwechslung für die allermeisten von uns keine nennenswerte Rolle.

Doch was wiederum wichtig ist, sind die Tagesschwankungen des Testosterons. Das soll im folgenden Kapitel aufgezeigt werden.

1.4: Der Testosteronspiegel im Tagesverlauf

Der menschliche Körper durchläuft Veränderungen im Laufe eines Tages. Viele von Ihnen wissen beispielsweise, dass man morgens um bis zu einem Zentimeter größer ist als abends, dass die Körpertemperatur am Nachmittag um bis zu einem Grad Celsius höher ist im Vergleich zum frühen Morgen oder dass Blutdruck und Herzschlag im Laufe des Vormittags ansteigen. Viele Hormone unterliegen ähnlichen Tagesschwankungen, wobei gerade auch das Testosteron sich an eine solche innere Uhr hält.

So schwankt der Testosteronwert zwischen einem spätabendlichen Tiefstpunkt und einem vormittäglichen Höchstpunkt. Dieser tritt bei den meisten Männern entweder beim Aufstehen oder kurz danach auf, wobei der Testosteronwert dann schon im Laufe des Vormittags abzunehmen beginnt. Ein Mann ist am Morgen hormonell am meisten Mann, wobei er kurz vor dem Zubettgehen eben das Gegenteil ist, wenn also sein Testosteron den niedrigsten Wert erreicht. Er braucht dann den Schlaf, damit sich das Testosteron zu erholen beginnt – die »Testosteron-Batterien« werden also für den nächsten Tag aufgeladen.[13]

Natürlich gibt es genetische und umweltbedingte Unterschiede. Trotzdem gilt als Faustregel, dass ein Mann zwischen sechs und zehn Uhr seinen höchsten Testosteronwert hat. Das ist für viele Männer jener Zeitraum, wenn sie nicht nur am meisten Kraft und Energie brauchen, sondern sie auch haben.

Es ist sehr wichtig, dass diese »Testosteron-Batterien« (also vor allem die Leydig-Zellen in den Hoden) sich nachts erholen können. Viele Faktoren können hier eine Rolle spielen, doch mit Abstand am wichtigsten sind die Dauer und Qualität des Schlafes der vorherigen Nacht. Wer gut und ausreichend schläft, der hat einen höheren Wert als jemand, der entweder eine Schlafstörung hat oder einfach zu kurz geschlafen hat. Guter Schlaf ist für viele Dinge von zentraler Bedeutung, auch für Ihr Testosteron. Guter Schlaf zählt deshalb auch zu den weiter unten aufgeführten Ratschlägen, die es Ihnen ermöglichen sollen, zu mehr Gesundheit und Männlichkeit zu gelangen.

1.5: Die körperliche Regelung des Testosterons und seine Messung

Die Herstellung und Freisetzung von Testosteron unterliegen einem fein geregelten körperlichen Mechanismus. Im Hypothalamus, einem Teil des Gehirns, wird der Botenstoff Gonadotropin-Freisetzungs-Hormon (GFH) hergestellt, oft auch als Gonadoliberin oder GnRH bezeichnet (die englische Abkürzung für GFH), das nicht nur das Testosteron, sondern verschiedene andere Geschlechtshormone steuert. Dies geschieht, indem es die Hirnanhangdrüse (auch als Hypophyse bekannt) zur Bildung von follikelstimulierendem Hormon (FSH) und luteinisierendem Hormon (LH) anregt. Während das FSH vor allem bei der Spermienproduktion eine Rolle spielt und nur einen geringen Einfluss auf Testosteron hat, regt das LH beim Mann die Hoden zur Herstellung und Abgabe von Testosteron an. Je höher der Testosteronwert, umso niedriger sind das Gonadoliberin und das LH – die Hormone regeln sich wechselseitig. Man spricht hier von einer negativen Rückkopplung.

Das nun ausgeschüttete Testosteron bindet sich an die weiter oben beschriebenen Proteine sexualhormonbindendes Globulin (SHBG) und Albumin. Wie schon erwähnt, sind nur knapp 1–3 Prozent ungebunden und hauptverantwortlich für die Wirkung. All das ist wichtig, wenn jemand seinen Testosteronwert erfahren will. Oft werden nicht nur der Hormonwert selbst bestimmt, sondern allerlei andere Werte gleich mit.

Doch es gilt auch zu beachten, dass man Testostern auf verschiedene Arten messen kann. Am gängigsten ist die Bestimmung durch eine Speichel- oder Blutprobe. Zwar erfreut sich die Speichelprobe zunehmender Beliebtheit, gerade weil sie schmerzlos und nicht besonders aufwendig ist, doch unterliegt sie vielen Schwankungen und Beeinflussungsmöglichkeiten. So können Essensreste den Testosteronwert genauso beeinflussen wie Zahnprobleme, Rauchen oder das Kauen eines Kaugummis. Auch wenn Speicheltests über das Internet leicht erhältlich sind, würde ich wegen der beträchtlichen Schwankungsbreiten davon eher abraten.[14] Am Ende hängt dann doch zu viel an einem solchen Test. Finden Sie nicht auch, dass er dann möglichst genau sein sollte?

Daher sollte Ihr Testosteron idealerweise durch eine Blutentnahme bestimmt werden, wobei oftmals auch noch SHBG, Albumin, LH, Gonadoliberin und/oder FSH bestimmt werden. Weiterhin können Zwischenprodukte wie Androstendion oder Dehydroepiandrosteron (DHEA) gemessen werden, wie auch andere Stoffwechselprodukte wie Dihydrotestosteron oder Estradiol 2 (E2). Natürlich ist die Bestimmung solcher Blutwerte mit Kosten verbunden, aber erst im Gesamtkontext all dieser Werte kann manchmal bestimmt werden, was das Problem ist. Oder man geht pragmatisch vor und bestimmt nur den Testosteronwert und versucht, ihn zu beeinflussen.

1.5: Die körperliche Regelung des Testosterons

Doch bitte beachten Sie: Wenn der erste gemessene Testosteronwert zu niedrig ausfällt, sollten Sie ihn unbedingt ein zweites Mal, und das frühestens zwei Wochen später, untersuchen lassen. Das liegt an seiner Beeinflussbarkeit und Variabilität, selbst innerhalb von nur wenigen Tagen. So können zum Beispiel Schlafstörungen oder vorherige Infekte ihn auf Tage hinaus absinken lassen. Das geht so weit, dass jeder sechste Mann, der zunächst einen niedrigen Wert hatte, bei einer späteren Kontrolle wieder einen normalen aufwies. Daher sollten Sie nicht allzu besorgt sein, wenn der Wert zunächst einmal etwas niedriger ausfällt, und ihn einfach ein zweites Mal bestimmen lassen.

Ihr Hormonproblem sollte gründlich aufgearbeitet werden, was heißt, dass neben diverser Blutdiagnostik auch ein ausführliches Gespräch über wichtige Themen wie Schlaf, Ernährung, Drogengebrauch, Sport und eingenommene Medikamente stattfinden sollte. Ihr Arzt wird Sie daraufhin abfragen, um sich ein umfassendes Bild zu machen.

Zusammenfassend kann man also sagen, dass die Bestimmung des Testosteronwerts sehr sinnvoll sein kann. Der Blutspiegel ist hierbei am aussagekräftigsten, und bei einem nicht normalen Wert sollte dieser einige Wochen später erneut bestimmt werden. Idealerweise wird die Blutprobe morgens zwischen 8 und 10 Uhr genommen, man ist möglichst nüchtern, ausgeruht und infektfrei. Speichelproben sollten nur ausnahmsweise genutzt werden.[15] Mit diesen Ratschlägen können Sie sehr sicher sein, eine genaue Diagnose Ihres Körpers, was Testosteron betrifft, in Händen zu halten.

1.6: Was ist ein normaler Testosteronwert?

Auch wenn es für manchen überraschend klingen mag, doch diese Frage lässt sich gar nicht so einfach beantworten. So wird beispielsweise in der Wissenschaft noch immer darüber gestritten, welcher untere Wert als normal gilt, ob man ausschließlich auf den Blutwert achten oder auch das Vorhandensein von Symptomen berücksichtigen soll. Unter Fachleuten ist auch noch immer nicht abschließend geklärt, was genau unter einer gonadalen Unterfunktion beziehungsweise Hypogonadismus zu verstehen ist: Während man früher damit sowohl einen niedrigen Testosteronwert als auch eine gestörte Spermienproduktion bezeichnete, hat sich inzwischen eine Begriffsveränderung vollzogen: Mittlerweile klammert man die Spermienfunktionalität und -produktion aus und meint mit Hypogonadismus ausschließlich einen verminderten Testosteronwert.

Weiterhin wird im Hinblick auf die Ursache eines niedrigen Testosteronwerts differenziert, ob er auf eine zu geringe Ausschüttung von testosteronanregenden Hormonen des Gehirns wie beispielsweise von GFH oder LH zurückzuführen ist (hier spricht man dann vom sekundären oder tertiären Hypogonadismus) oder ob die Testosteronproduktion in den Leydig-Zellen vermindert ist (was dann als primärer Hypogonadismus bezeichnet wird). Zusätzlich wird auch noch das Lebensalter berücksichtigt, und so spricht man entsprechend vom juvenilen, adulten und – wenig schmeichelhaft – senilen Hypogonadismus. Dazu kommt das Problem, dass bei manchen Männern auch Beschwerden eines Testosteronmangelsyndroms beziehungsweise einer Androgendefizienz auftre-

1.6: Was ist ein normaler Testosteronwert?

ten können, obwohl der Testosteronwert normal ist.[16]

Sie sehen also, dass es sehr kompliziert werden kann. Doch ich bin ein Freund einfacher und klarer Strukturen. Meiner Meinung nach genügt für die allermeisten Männer ausschließlich die Bestimmung des Testosteronwerts, hierbei des Gesamtwerts, also des freien und gebundenen Testosterons. Mit diesem kann dann festgelegt werden, ob man einen zu niedrigen, einen grenzwertigen oder eben einen normalen Testosteronwert hat. In der Wissenschaft wird eifrig über diesen Grenzwert debattiert, weshalb man es hier mit einer Grauzone zu tun hat, in welcher manche Ärzte von einem Hypogonadismus sprechen, andere wiederum den Wert als normal beziehungsweise niedrig-normal betrachten würden.

Doch unstrittig ist, dass bei einem erwachsenen Mann ein Wert unter 8 nmol/l bzw. 231 ng/dl (da Testosteronangaben mit zwei unterschiedlichen Einheiten gemacht werden, nmol/l versus ng/dl, gebe ich beide Werte in diesem Kapitel an) als hypogonadal zu betrachten ist. Im Allgemeinen gilt man als nicht hypogonadal, also als gesund, wenn der Wert über 12 nmol/l (346 ng/dl) liegt. Zwischen diesen beiden Zahlen liegt ein Graubereich, den viele Wissenschaftler ebenfalls als hypogonadal bezeichnen. Ich schließe mich dieser Interpretation an, vor allem dann, wenn Beschwerden vorliegen wie z. B. Potenzstörungen, Müdigkeit, Depressionen, Schwäche, chronische Schmerzen verschiedenster Art, Schlafstörungen, Stoffwechselerkrankungen, nachlassende Muskelkraft, Übergewicht oder Denk- und Konzentrationsstörungen.[17]

Übrigens schlägt sich diese noch immer nicht gelöste wissenschaftliche Diskussion auch im ärztlichen Alltag nieder. Manche meiner Kollegen verschreiben eine medikamentöse Therapie mit einem Testosteronpräparat erst bei Werten unter 8 nmol/l, während andere diese sogar bei Werten über 12 nmol/l anwenden, sofern Beschwerden, die als hypogonadal betrachtet werden, vorliegen. Einige typisch auftretende Beschwerden habe ich schon aufgezählt, Details folgen im nächsten Kapitel.

Ich bin auch der Meinung, dass mancher Mann trotz eines normalen Testosteronwerts unter Anzeichen eines Hypogonadismus leiden kann. Das soll an einem Beispiel verdeutlicht werden: Stellen Sie sich einen Mann vor, der zeit seines Lebens einen hohen T-Wert hatte, sagen wir 30 nmol/l (was etwa 865 ng/dl entspricht). Wenn bei ihm nun wegen eines suboptimalen Lebensstils der Wert im Laufe von zehn Jahren auf 14 nmol/l absinkt, also um mehr als die Hälfte, dann hat er formell zwar noch einen normalen Testosteronwert, wird aber den Unterschied mit Sicherheit an sich bemerken. So klappt es dann vielleicht nicht mehr im Intimbereich, wie er es sich wünscht, nichts scheint ihm mehr Spaß zu machen, und beim Sport ist er immer nur müde und kraftlos. Ein Arzt könnte ihm natürlich entsprechende Präparate verschreiben – doch wäre es nicht sinnvoller, er würde einfach seine schädlichen Verhaltensweisen ändern und sich dafür einige gesündere angewöhnen? Die Antwort liegt, so denke ich, auf der Hand, und dieses Buch soll ja gerade diesen Männern helfen, wieder mehr Mann zu werden.

Manchmal wird auch gefragt, ob ein Mann zu viel Testosteron haben kann. Ja, auch das gibt es. Wenn in der Praxis ein Exzess dieses Hormons gemessen wird, dann deutet das meist auf einen testosteronproduzierenden Tumor oder die Einnahme eines T-Präparats hin. Dann treten Akne, aggressives Verhalten, Reizbarkeit, aber auch Herz- und Leberprobleme, Kopfschmerzen und sogar Impotenz auf. Es gibt eben auch ein Zuviel des Guten, und auch wenn die Bandbreite eines als normal angesehenen Testosteronwerts sehr groß ist, so wird doch ein Wert über 40 nmol/l (1154 ng/dl) als zu hoch angesehen, wobei auch hier die Obergrenze umstritten ist.

Abschließend möchte ich Ihnen raten, Ihren Testosteronwert, sofern Sie ihn überhaupt bestimmen lassen wollen, nur als eine Momentaufnahme zu betrachten. Viel wichtiger ist es, in sich hineinzuhören (ja, dieses Körpergefühl hat jeder von uns, und es kann auch trainiert werden!), genau in sich zu spüren, wie es einem geistig und körperlich geht. Bei den allermeisten von uns gibt es da Verbesserungspotenzial, und ich denke, jedem von uns kann es guttun, seine Hormone, gerade auch seinen Testosteronwert auf natürliche Art und Weise zu verbessern. Wie wichtig dieses Hormon tatsächlich für Ihr Wohlbefinden und Ihre Gesundheit ist, wird nun in den nächsten Kapiteln erläutert.

Kapitel 2:

Die wichtige Funktion des Testosterons

Testosteron erfüllt beim Mann viele wichtige Aufgaben. Auch wenn das nicht Thema dieses Buches ist, so sei hier doch kurz angemerkt, dass es ebenfalls eine wichtige Rolle bei Kindern und Frauen spielt. Wenn Testosteron im Kindesalter fehlt, vor allem beim männlichen Kind, dann entwickelt sich ein Junge nicht zum typischen Mann, sondern zu einem zierlichen, wenig behaarten, großwüchsigen Mann mit Brustwachstum und geringer Muskulatur.[18] Fehlt Testosteron bei einer Frau, kann auch sie unter einer Reihe von Beschwerden leiden wie verminderter Libido, schlechterer Konzentrationsfähigkeit oder dem Gefühl, wenig Kraft und Energie zu haben.[19]

Doch gerade beim Mann machen sich niedrigere Testosteronkonzentrationen besonders bemerkbar. Eine Reihe von Beschwerden können in diesem Fall auftreten:[20]

- Müdigkeit und Abgeschlagenheit
- Abnahme der Muskelmasse
- Weniger starke Knochen bis hin zum Knochenschwund (Osteoporose)[21]

- Zunahme des Fettgewebes
- Körperliche Schwäche
- Verminderte Blutzellen (Anämie)
- Störungen der Sexualität bis hin zur Impotenz
- Verminderte sexuelle Lust bis hin zur völligen Asexualität
- Gedächtnis- und Konzentrationsstörungen
- Minderwertigkeitskomplexe und vermindertes Selbstwertgefühl
- Abnahme der Körper- und Schambehaarung
- Eine Reihe von psychischen Störungen wie Depression oder Ängste
- Antriebslosigkeit
- Fehlende Dynamik und Energie
- Nachlassende Lebenslust

Ein niedriger Testosteronwert kann sich je nach Mann unterschiedlich äußern. Bei einigen tritt vor allem die Abnahme der Körperkraft in den Vordergrund, bei anderen sind es eher psychische Beschwerden wie Lustlosigkeit oder Depressionen. Weiterhin gibt es Männer, die schon bei formell normalen Werten die oben aufgelisteten Beschwerden in Gänze erleben, also sich schwer beeinträchtigt fühlen. Neben genetischen spielen auch andere Faktoren eine wichtige Rolle, beispielsweise die Gesamtgesundheit, das Alter, der Lebensstil und die Ernährung.

Wie wichtig Testosteron im Alltag eines Mannes ist, soll im Folgenden für neun Bereiche konkret dargestellt werden. Hierbei wird auch auf Studien zurückgegriffen, in denen es Probanden besser ging, sobald Ihnen Testosteron gegeben wurde.

2.1: Testosteron – ein lebenswerteres Leben mit weniger Depressionen

Seit Jahren steigt die Zahl der unter Depressionen leidenden Menschen. Fast jeder kennt jemanden, der depressiv ist. Relativ oft sind Männer davon betroffen, wobei sie häufig versuchen, die Symptome einer Depression zu verstecken. Doch es ist wichtig, über dieses Problem zu sprechen, denn eine Depression führt häufig zu Selbstmordgedanken. Und die Zahl der Suizide ist nach wie vor auf hohem Niveau. So starben in allen deutschsprachigen Ländern zusammen mehr als dreimal so viele Menschen durch Suizid wie bei Autounfällen – mehr als 12 000 Menschen. Knapp drei Viertel davon sind Männer.

Depression ist eine Erkrankung, bei der die Betroffenen sich niedergeschlagen und sehr traurig fühlen und zum Teil starke Schlaf-, Ess-, Gewichts- und Konzentrationsstörungen haben. Aktuelle Therapien sind nur teilweise wirksam. Wer einmal nur kurz an sich das Gefühl erlebt hat, kein lebenswertes Leben zu haben, der stelle sich einmal vor, wie es ist, diese Empfindung monate- oder jahrelang zu haben. So geht es Depressiven.

Hierbei kann Testosteronmangel eine wichtige Ursache sein. Wissenschaftler haben mittlerweile klar aufzeigen können, auf welche Weise sich dieses Hormon positiv auf die Lebensqualität auswirkt. Nicht nur dass Männer sich besser fühlen und seltener an einer Depression erkranken, sie blicken auch positiver auf sich und ihre Umwelt, so eine Zusammenfassung von mehr als 130 Untersuchungen zu diesem Thema. Sie sind zufriedener mit ihrem Leben und empfinden es als lebenswerter.[22] Die Wirkung dieses Hormons ist hierbei vergleichbar mit der Einnahme eines Antidepressivums.[23]

Fast jeder Teil unseres menschlichen Gehirns hat eine Vielzahl von Testosteronrezeptoren. Gerade solche Hirnareale, die für Emotionen zuständig sind, wie beispielsweise das limbische System, scheinen besonders empfänglich für die Wirkung des männlichen Botenstoffs zu sein.[24] Manche Wissenschaftler gehen sogar so weit und raten nicht nur Männern, sondern auch Frauen, ihren Testosteronwert überprüfen zu lassen, wenn eine Depression diagnostiziert wird. Was Männern hilft, kann auch Frauen helfen,[25] so das dahinterstehende Denken. In der Tat gelingt ein glücklicheres Leben leichter, wenn hormonell alles in Ordnung ist – ein schöner Grund also, um sein Testosteron zu erhöhen.

2.2. Testosteron – weniger Schmerzen und schmerzresistenter

Warum sind manche Männer schmerzempfindlicher als andere? Hat das mit Erziehung zu tun, oder sind körperliche Gründe dafür verantwortlich? Es wird Sie vielleicht überraschen, aber auch hier ist Testosteron in vielen Fällen mit beteiligt.

Denn es hat einen biologischen Grund, dass Männer weniger ausgeprägt auf Schmerzen reagieren. Studien haben eindeutig zutage gefördert, dass Männer, die niedrigere Testosteronspiegel haben, nicht nur mehr Angst, sondern auch eine intensivere und stärkere Schmerzwahrnehmung haben als jene mit einem höheren Wert. In einer eigens hierfür erstellten Studie wurde von Männern mit den niedrigsten Testosteronwerten der gleiche Schmerzreiz deutlich stärker wahrgenommen. Beeindruckend ist vor allem, dass nicht nur das eigene Empfinden des gleichen Schmerzimpulses deutlicher ausgeprägt war, sondern auch die im Gehirn für die Schmerzwahrnehmung verantwortlichen Areale in bildgebenden Verfahren stärker und ausgeprägter aufleuchteten. Mit anderen Worten: Je niedriger der Testosteronblutwert war, desto stärker wurden die Schmerzzentren aktiviert. Manche Männer können also wenig dafür, dass sie schmerzempfindlicher und ängstlicher sind als andere.[26] Auch bei Tieren ließ sich dieses Phänomen eindeutig und wiederholt nachweisen.[27]

Übrigens wirkt Testosteron bei Frauen ebenfalls schmerzlindernd.[28] Wissenschaftler haben deshalb sogar schon überlegt, Testosteron als Schmerztherapie zu verabreichen – und zwar bei Frauen! So hat man bei der Fibromyalgie, einer Erkrankung, die oft für diffuse und starke Schmerzen in Muskeln und Gelenken sorgt, aufzeigen können, wie sich die Schmerzen durch Testosteron bessern. Auch Müdigkeitserscheinungen und Ängstlichkeit bessern sich bei den betroffenen Frauen. Das liegt nicht nur an den Wirkungen im Gehirn, sondern auch an anderen Teilen des Nervensystems wie dem Rückenmark.[29] In Tiermodellen gibt es ähnliche Befunde.[30]

Daher ist davon auszugehen, dass mit steigendem Testosteronblutwert Schmerzen, die Sie haben, abnehmen werden. Weiterhin steigt Ihre Belastbarkeit im Alltag und gerade auch beim Sport an: Sie können näher an Ihre körperlichen Grenzen heran- oder sogar darüber hinausgehen.

2.3: Immer ruhig bleiben – Stressresistenz

Sie sitzen im Auto und sind plötzlich in einen Autounfall verwickelt: Bleiben Sie ruhig, oder beginnen Sie laut zu schreien und sind einem Zusammenbruch nahe? Ein anderes Szenario: Sie sind zu Hause, und plötzlich gibt es einen Stromausfall: Verlieren Sie den Kopf, oder analysieren Sie rational die Situation? Zu welchem Typ Mensch würden Sie gern gehören: dem, der einen kühlen Kopf bewahrt? Oder dem, der unter Stress die Kontrolle verliert? Leben wir nicht in einer Zeit, in der ständig und von überall Druck auf uns ausgeübt wird? Ist es also nicht vorteilhaft, wenn man ruhig und gelassen-souverän bleiben kann?

Männer scheinen hier im Vorteil gegenüber Frauen zu sein. Gleichzeitig darf man nicht vergessen, dass es auch Frauen gibt, die in einer stressigen Situation einen ruhigen Kopf bewahren – und umgekehrt Männer auch unter Drucksituationen die Nerven verlieren können. Eine Erklärung für starke Nerven ist Testosteron.

Denn die Evolution hat dieses männliche Hormon so geschaffen beziehungsweise seine Wirkungen so tariert, dass Testosteron in Konfliktsituationen dabei hilft, dass ein Mann nicht von seinen Emotionen überwältigt wird, sondern rational und analytisch bleibt. Früher gerieten Männer häufiger in lebensbedrohliche Stresssituationen, in denen eine Fehlentscheidung gravierende Konsequenzen gehabt hätte. Wer also damals sprichwörtlich den Kopf verlor, konnte ihn auch im wörtlichen Sinne verlieren.

Woher ich mir sicher bin, dass Männer stressresistenter sind und Testosteron dafür verantwortlich ist? Nun, nicht aus Beobachtungen im Alltag, denn hier kenne ich sowohl Frauen

2.3: Immer ruhig bleiben – Stressresistenz

als auch Männer, die gut mit Druck und Stress umgehen können. Ich betrachte das Phänomen streng aus der Perspektive der wissenschaftlichen Forschung. So gab man vor einigen Jahren einer Gruppe von Frauen Testosteron, einer anderen Gruppe ein Placebo, also eine Substanz ohne jegliche Wirkungen, und setzte sie negativen und positiven Bildern sowie erschreckenden Geräuschen aus. Ergebnis: Bei denjenigen, die Testosteron erhalten hatten, waren sowohl die selbst erlebten Gefühle als auch die nachweisbaren körperlichen Reaktionen deutlich weniger ausgeprägt. Die Stressreaktion war, mit anderen Worten, abgemildert.[31]

Auch bei Männern bestätigt sich dieser Befund. So schneiden in stressigen Bewerbungsgesprächen gerade diejenigen Männer besonders gut ab und bleiben kühl-sachlich, denen vorher Testosteron verabreicht wurde.[32] Wie in Experimenten etwa mit eiskaltem Wasser gezeigt werden konnte, scheint bei höheren Testosteronwerten das parasympathische Nervensystem, das eine eher entspannende Wirkung auf den Körper hat, stärker aktiviert zu werden.[33] Männer bleiben also tatsächlich eher cool und entspannt im Angesicht einer Gefahr.

Wer sich nun Clint Eastwood oder Sean Connery vorstellt, wie diese in ihren Filmrollen als »Dirty Harry« oder James Bond angesichts einer schwierigen Situation entspannt und mit kühlem Kopf reagieren, hat gut vor Augen, was Testosteron bewirken kann. Natürlich sind das Schauspieler und Filme, aber zumindest spiegeln sie jenes Verhalten wider, wie man es bei einem Mann mit einem hohen Testosteronspiegel erwarten würde. Wer möchte nicht wie sie cool und souverän selbst unter widrigsten Umständen bleiben? Dem empfehle ich meine Ratschläge im zweiten Teil des Buches – und damit den Weg zu einem höheren Testosteronwert.

2.4: Positivere Selbsteinschätzung durch Testosteron

Männern wird im Allgemeinen ein höheres Maß an Selbstbewusstsein nachgesagt. Das trifft natürlich nicht auf alle zu. Ich habe genug männliche Patienten, die unter Minderwertigkeitskomplexen leiden oder sich in psychotherapeutische Behandlung begeben. Doch tatsächlich hatten manche von ihnen, wie sich später herausstellte, auch einen niedrigen Testosteronspiegel. Und siehe da: Ihr Selbstbewusstsein besserte sich, als sie Testosteron erhielten. In der Rückschau bin ich mittlerweile der Ansicht, dass auch bei jenen, die einen normalen Testosteronspiegel hatten, sich die Gefühle der Minderwertigkeit gebessert hätten, wenn sie sich an die Ratschläge in diesem Buch gehalten hätten.

Denn wie man anhand von Studien zeigen konnte, vermag das männliche Hormon das Selbstbewusstsein zu steigern. Man(n) hat bei einem ausreichenden Testosteronspiegel weniger Zweifel, fühlt sich wohler in seiner Haut. Das führt zu einem selbstbewussteren Auftreten, was wiederum oft mit mehr Anerkennung, Aufmerksamkeit und Erfolg einhergeht. Tatsächlich hatten Männer, die in Wettbewerbssituationen ein stärkeres Selbstbewusstsein zeigten und auch spürten, dieses unter anderem einem höheren Testosteronspiegel zu verdanken.[34]

Weiterhin nehmen Männer sich als maskuliner und dominanter wahr, wenn ihre Testosteronwerte höher sind. Das heißt mit anderen Worten, dass sie sich auch in ihrer Rolle als Mann wohler fühlen und damit durchsetzungsfähiger sind als Männer mit niedrigeren Werten.[35] Interessanterweise scheint

Testosteron hierbei nicht zu einem überzogenen, sondern realistischen Selbstwertgefühl zu führen. Männer mit niedrigem Testosteron setzen sich eher zu hohe Ziele, während solche mit höherem Testosteron zwar ehrgeizige, aber doch realistische Ziele haben.[36]

Dank Testosteron können sich Männer, die an sich Minderwertigkeitskomplexe bemerken oder an ihrem Selbstbewusstsein arbeiten wollen, in manchen Fällen den Gang zum Psychotherapeuten oder zu entsprechenden Dominanz- oder Durchsetzungstrainings sparen. Auch die von manchen empfohlenen »Dominanzposen« (*power posing*) scheinen nur sehr bedingt zu wirken und keine Auswirkungen auf den Hormonhaushalt zu haben.[37] Aber vielleicht genügt es einfach, weiterzulesen und einige der Ratschläge umzusetzen – und Sie fühlen sich schon besser und selbstbewusster mit all den positiven Folgen.

2.5: Testosteron – bei Frauen beliebter

Männer mit einem höheren Testosteronspiegel sind stärker an Frauen interessiert. Das hat man nicht nur bei verschiedenen Tierarten festgestellt, sondern auch bei uns Menschen. So war in einem Experiment mit zwei Männern derjenige Mann, der einen höheren Testosteronwert hatte, stärker und häufiger im Gespräch mit der dritten anwesenden Person, einer Frau, als der andere Mann. Umgekehrt galt übrigens auch, dass die Frauen jene Männer bevorzugten, die einen höheren Testosteronwert hatten.[38] Frauen haben – unbewusst oder bewusst – eine Art inneres Messgerät für Testosteron.

Das äußert sich auch im Beziehungsleben. Männer mit

einem höheren männlichen Hormonspiegel sind häufiger in Beziehungen, haben früher (und mehr) Kinder und sind sexuell aktiver. Das liegt wohl zum einen an den Männern, die sich mehr für das andere Geschlecht interessieren und deren Verhalten dynamischer und von einem höheren Selbstbewusstsein durchdrungen ist, zum anderen aber auch an den Frauen, die den Testosteronwert ihres Gegenübers förmlich spüren können und auf »echte« Männer stärker und positiver reagieren, auch wenn noch unklar ist, über welche Mechanismen sich das genau abspielt.

Anscheinend spielt aber auch die Herkunft der Frau eine Rolle dabei, inwieweit sie auf den Testosteronwert eines Mannes und dessen körperliche Manifestationen (ein hoher Wert bedingt eher einen männlich-muskulösen Körper und Gesichtszüge) reagiert. Frauen aus Kamerun oder Namibia, also aus eher wenig industrialisierten, traditionell geprägten Ländern, fühlen sich stärker zu Männern mit einem höheren Testosteronspiegel hingezogen. Für Frauen aus reicheren, industrialisierten Ländern wie Finnland, Japan oder den USA spielt der Testosteronspiegel dagegen eine geringere Rolle bei der Partnerwahl,[39] während Russland oder Lettland hier eher eine mittlere Position einnehmen. Liegt dieses Verhalten vielleicht darin begründet, dass Frauen in manchen Ländern mehr Schutz benötigen und sich das auch in ihrer Partnerwahl niederschlägt? Suchen sie vielleicht deshalb eher einen stärkeren und dominanteren Mann mit entsprechend hohem Testosteronspiegel? Es gibt Forschungsergebnisse, die das nahezulegen scheinen. Weiterhin zeigen Studien, dass Frauen sich zu Männern mit höheren Testosteronwerten stärker hingezogen fühlen, wenn sie sich in ihrer fruchtbaren Phase befinden, der sogenannten Ovulation oder dem Eisprung.[40]

Wenig überraschend sind also männliche Männer beliebter bei Frauen als eher weibliche Männer. Dafür braucht man(n) keine Wissenschaft, um das zu wissen. Aber Testosteron spielt auch eine wichtige und positive Rolle in homosexuellen oder anderen nicht traditionellen Beziehungsformen, wobei hier nicht nur Testosteron, sondern auch hiermit verwandte Pheromone, also Duftstoffe, anziehend wirken.[41] Leider ist dieses Gebiet bisher nur sehr wenig erforscht.

Gerade in heutiger Zeit, wo die Geschlechterrollen fluider geworden sind und zum Teil erbittert über die gesellschaftliche Konstruktion von Geschlechterrollen gestritten wird, sollte die Bedeutung des Testosterons für das Miteinander der Geschlechter nicht übersehen werden. Wenn man nicht leugnet, dass es biologische Geschlechter gibt, dann scheint Testosteron hierbei eine wichtige Rolle zu spielen und auch für ein in vielen Aspekten glücklicheres Leben zu sorgen. Insofern kann ich allen Männern – und übrigens auch allen Frauen –, die ein Interesse an einem gesunden und glücklichen Beziehungsleben haben, nur empfehlen, ihr Testosteron so weit wie möglich und auf natürliche Art und Weise zu erhöhen.

2.6: Intensivere Sexualität, weniger sexuelle Störungen

Wenn eine der wichtigen Funktionen des Testosterons darin besteht, für die Fruchtbarkeit des Mannes zu sorgen, also für eine ausreichende und gute Spermienproduktion wie auch für die Fähigkeit zu (und die Lust auf) Intimität, dann erstaunt es wenig, dass Männer mit niedrigeren Blutwerten/Testosteronwerten oft über Erektionsstörungen und eine Abnahme ihrer sexuellen Lust klagen. Das ist es ein sehr ernst zu nehmendes Problem.

Natürlich gibt es Menschen, die Asexualität als gut für sich selbst ansehen, doch dürfte diese Einstellung eher die Ausnahme denn die Regel sein. Eine gelebte Sexualität ist für die meisten Menschen wichtig. Je erfüllter wir sie gestalten können, desto positiver wirkt sich das auf unseren emotionalen Haushalt aus. Deshalb ist es wichtig, einen möglichst normalen Hormonhaushalt zu haben, gerade auch im Hinblick auf Testosteron.

Spüren Sie bei sich ein Nachlassen Ihrer sexuellen Potenz? Hat Ihre Libido in den letzten Jahren gelitten? Hier sollte jeder Mann, der so etwas an sich feststellt, über seinen Testosteronwert nachdenken. Die Wissenschaft hat eindeutig nachgewiesen, wie die Sehnsucht nach einer Partnerin in dem Maße zunimmt, wie der Testosteronwert steigt.[42]

Wenig überraschend haben Männer mit höherem Testosteron auch viel seltener Potenz- und Erektionsstörungen. Ihre Libido, also ihre sexuelle Lust, ist ausgeprägter.[43] Wenn hypogonadalen Männern entsprechende Präparate gegeben werden, um ihre männlichen Hormonwerte zu erhöhen, wirkt das gegen Erektionsstörungen und verminderte Libido. Sie sind sexuell aktiver, das trifft sowohl auf jüngere als auch ältere Männer im fortgeschrittenen Alter zu.[44] Übrigens gilt auch, dass Frauen mit einem höheren Testosteronspiegel eine höhere Libido haben.[45]

Testosteron spielt also eine wichtige Rolle in sexuellen Beziehungen, ob nun traditioneller oder nicht traditioneller Art. Wenn Sie schon nicht für sich selbst und Ihre Sexualität den Testosteronspiegel erhöhen wollen, dann vielleicht für Ihre Partnerin (oder Partner)? Denn alle profitieren davon, wenn Sie ein größeres Interesse an Intimität und Sexualität haben.

2.7: Besseres Gedächtnis, höhere Denkleistung

Unter Ärzten gibt es seit vielen Jahren eine kontroverse und zum Teil sogar erbitterte Debatte darüber, ob ein Mangel an Testosteron die Denkleistung beeinträchtigt. Haben Männer mit niedrigem Testosteronspiegel ein schlechteres Gedächtnis? Können sie sich schlechter konzentrieren? Kurz: Ist Vergesslichkeit im höheren Alter unter anderem auch auf hormonelle Störungen zurückzuführen?

Es gibt einige Studien, die genau das aufzeigen: Die Sprachkompetenz, die visuell-räumliche Orientierungsfähigkeit, die Gedächtnisleistung, die Aufmerksamkeitsspanne und die Fähigkeit, Aufgaben auszuführen – all das war in dem Maße beeinträchtigt, wie das Testosteron bei den untersuchten Männern erniedrigt war. Das trifft auf Männer jeden Alters zu, nicht nur auf jene, die schon eine beeinträchtigte Denkleistung haben, sondern auch auf solche, die sich als normal fühlen.[46] Testosteron wird daher von manchen Ärzten als Medikament »für das Gehirn« angesehen.

Das geht sogar so weit, dass Wissenschaftler einen niedrigen Testosteronspiegel als Risikofaktor für die Entwicklung einer altersbedingten Senilität postulieren, so zumindest das Ergebnis nach der Synthese und Analyse von 27 Studien mit mehr als 18 500 Studienteilnehmern.[47] Ich selber setze Testosteron zwar nicht gezielt als Mittel ein, um die Konzentrationsfähigkeit eines Mannes zu verbessern, habe aber bei der Behandlung mit entsprechenden Präparaten tatsächlich zum

Teil deutliche Besserungen der Denkleistung erlebt. Übrigens klagen gerade jene Männer, die hypogonadal sind, überproportional häufig über Schwierigkeiten, sich zu konzentrieren und sich Dinge merken zu können.[48]

Es muss also nicht gleich jeder Mann, der an sich Einbußen seiner kognitiven Fähigkeiten bemerkt, seinen Testosteronwert bestimmen lassen oder ein entsprechendes Präparat einnehmen. Doch da die weiter unten aufgeführten Ratschläge Ihren Hormonspiegel vor allem auf natürliche Art und Weise erhöhen, sollten Sie sich überlegen, zumindest einige davon in die Tat umzusetzen.

2.8: Stärkere Knochen und Muskeln

Unter meinen Kollegen entbrennt in regelmäßigen Abständen die sehr rege und intensive Diskussion darüber, ob wir als Ärzte ein Medikament, das Männer stärker und muskulöser macht, verschreiben sollten, selbst wenn es Nebenwirkungen verursacht. Das wird nämlich Testosteron bei gesunden Männern mit normalen Werten nachgesagt. Oft wird man im ärztlichen Alltag darauf angesprochen und nach Testosteron gefragt, so ausgeprägt ist der Wunsch vieler Männer nach einem männlich anmutenden Körperbau.

Testosteron ermöglicht genau das. Je höher der Wert im Körper ist, umso muskulöser und kräftiger ist ein Mann – das gilt für junge wie auch für nicht mehr ganz junge Männer. Da die Muskelmasse nicht nur zu-, sondern der Fettanteil auch abnimmt, ist dieser Botenstoff unter Hochleistungssportlern, Bodybuildern und Kampfsportlern sehr beliebt. Seine Einnahme fällt zwar unter das Dopinggesetz, was aber viele Männer nicht daran hindert, es trotzdem einzunehmen. Immer wieder werden deshalb Hochleistungssportler des Dopings überführt, wenn ihr Testosteronspiegel zu hoch ist. In Simulationen für die Raumfahrt, bei denen erprobt wird, wie man dem in der Schwerelosigkeit stattfindenden Muskelverlust entgegenwirken und sogar Muskelaufbau bewirken kann, zeigt die Gabe von Testosteron genau das, nämlich positive, muskelbewahrende und zum Teil sogar -aufbauende Wirkungen.[49] Selbst bei Frauen wurde das nachgewiesen: Dieser Botenstoff führt zu einer deutlich erhöhten Muskelmasse.[50]

Dieser Effekt hat auch in jüngerer Zeit seinen Niederschlag in der öffentlichen Debatte gefunden, wie das Beispiel der Olympischen Spiele in Japan 2021 zeigte: Hier haben Frauen, die aufgrund diverser Gründe eine erhöhte Testosteronproduktion und damit auch -werte haben, oft einen Wettbewerbsvorteil wegen größerer Geschwindigkeit und Kraft. So gibt es schon seit einigen Jahren Kontroversen um die vielfache olympische Goldmedaillengewinnerin und Mittelstreckenläuferin Caster Semenya, weil sie aufgrund eines Enzymdefekts zwar bei der Geburt wegen ihres äußeren Erscheinungsbilds als Frau galt (so fühlt sie sich auch), aber genetisch doch eher einem Mann entspricht mit einem eher männlich hohen Testosteronwert. Ähnliches trifft auch auf die namibischen Sprinterinnen Beatrice Masilingi und Christine Mboma (Silbermedaillengewinnerin bei den Olympischen Sommerspielen von Tokio über 200 Meter) zu, die in Tokio 2021 wegen ihres erhöhten Testosteronwerts (von dem sie bis dahin laut eigenen Angaben nichts gewusst hatten) vom Rennen über 400 Meter ausgeschlossen wurden. Daher hat seit 2019 der Weltathletikverband IAAF eine Obergrenze von 5 nmol/l für einen Zeitraum von zwölf Monaten vor der Teilnahme an einem Frauenwettkampf festgelegt, und es ist davon auszugehen, dass diese Regelung bald für einen Großteil oder den gesamten Frauensport gelten wird.

Hieran erkennt man die Bedeutung des Testosterons für körperliche Höchstleistungen – tatsächlich steigt proportional zur Erhöhung des Testosterons auch die Muskelmasse an, der Armumfang nimmt beispielsweise um einige Zentimeter zu, und es kann zum Beispiel beim Gewichtheben deutlich mehr gehoben werden. Die Arme, Beine, ja, der ganze Körper profitieren davon, und laut einer Metastudie nimmt die Muskelmasse um 6 Prozent und die Kraft um mehr als 10 Prozent zu.[51]

Auch die Knochendichte und -stärke sind maßgeblich von Testosteron beeinflusst – je niedriger der gemessene Wert ist, desto poröser ist die Knochenstruktur und umso wahrscheinlicher ein Bruch. Einer der Gründe, wieso Männer deutlich seltener an Knochenschwund beziehungsweise Osteoporose leiden, ist eben dieser Botenstoff: Er sorgt dafür, dass diejenigen Zellen, die für einen stabilen und starken Knochen sorgen, die Osteoblasten, aktiver werden, und jene, die den Knochen abbauen (Osteoklasten), weniger aktiv sind.[52] Deshalb brechen sich ältere Männer häufiger einen Knochen und benötigen auch eine längere Heilungszeit – nicht weil sie ungeschickter sind oder ihre Zellen langsamer arbeiten, sondern weil ihr Testosteron abgenommen hat und sich all das auf die Widerstandsfähigkeit ihrer Knochen auswirkt.

Wenig überraschend bemerken Männer (und Frauen) oft nach nur wenigen Wochen nach der Erhöhung ihres Testosteronwerts deutliche Veränderungen an sich. Sie fühlen sich nicht nur kraftvoller, sondern sie sind es auch. Sie können beispielsweise weiter wandern, schneller joggen und sind insgesamt beim Sport leistungsfähiger. Bei Stürzen sind sie besser gegen Knochenbrüche geschützt und fühlen sich rundum einfach wohler. Stärker, schneller und muskulöser – davon träumen viele Männer, ob sie nun Ärzte oder was anderes sind. Testosteron hilft Männern, unabhängig vom Alter.[53]

2.9: Verbesserung von Stoffwechselstörungen

Seit Jahren nehmen Stoffwechselstörungen zu. Eine der häufigsten ist die Zuckerkrankheit, auch unter dem Fachbegriff *Diabetes mellitus* bekannt. Es gibt insgesamt vier Untertypen, wobei der zweite Untertyp, Diabetes mellitus Typ II, der mit Abstand häufigste ist. Bei allen vieren ist der Blutzuckerspiegel erhöht, doch beim Typ II liegt noch zusätzlich eine sogenannte Insulinresistenz vor: Das blutzuckersenkende Hormon Insulin wird zwar noch hergestellt, ist aber nicht mehr so wirksam und der Blutzuckerspiegel deshalb erhöht. Das führt langfristig zu massiven Gesundheitsproblemen wie Sehstörungen bis hin zur Blindheit, Nervenstörungen, Nierenerkrankungen bis hin zum Nierenversagen und vielen anderen Erkrankungen. Diabetes mellitus ist eine ernsthafte Erkrankung, die allein im deutschsprachigen Raum bis zu zehn Millionen Menschen betrifft.

Nun gibt es eine direkte Verbindung zwischen Testosteron und Diabetes mellitus: Je niedriger der Wert des männlichen Hormons ist, desto wahrscheinlicher und gravierender ist eine Erkrankung an Diabetes. Umgekehrt gilt Entsprechendes, das heißt, eine Erhöhung des Testosterons führt zur Besserung dieser Stoffwechselstörung. Dieser Effekt war sogar so ausgeprägt, dass auch sekundäre Komplikationen wie Herzinfarkte und Schlaganfälle bei Zuckerkranken seltener auftraten und mancher Diabetiker seine Zuckerkrankheit sogar ausheilte.[54]

Auch andere Stoffwechselstörungen bessern sich mit solchen hormonellen Veränderungen: So nimmt der Anteil des Fettgewebes deutlich ab – einige Ärzte empfehlen Testosteron sogar zur Gewichtsabnahme.[55] Auch andere Stoffwechselerkrankungen wie das metabolische Syndrom, bei dem neben Übergewicht und der Neigung zu Diabetes mellitus auch noch Störungen der Blutfette und Bluthochdruck hinzukommen, werden deutlich häufiger bei hypogonadalen Männern diagnostiziert.[56] Auch chronische Entzündungsprozesse verbessern sich, und es lässt sich eine Absenkung von Blutfettwerten beobachten, wenn ein niedriger Testosteronwert sich bessert.

Mit anderen Worten: Testosteron hat vielfältige Auswirkungen auf Stoffwechselprozesse im männlichen Körper. Das erklärt, warum in diversen Foren das männliche Hormon oft als ein nicht nur muskulös, sondern auch schlank und gesund machender Jungbrunnen gepriesen wird.

Kapitel 3:

War die COVID-19-Pandemie auch eine Pandemie des niedrigen Testosterons?

Obwohl das neuartige Coronavirus, auch bekannt als SARS-CoV-2 (die englische Abkürzung für »schweres akutes Atemwegssyndrom-Coronavirus Typ 2«), schon Ende 2019 erstmalig nachgewiesen wurde, erlangte es breite mediale Aufmerksamkeit erst ab 2020. Noch immer wird darüber diskutiert, woher das Virus stammt. Obwohl erste Fälle im Dezember 2019 in der chinesischen Stadt Wuhan nachgewiesen wurden, konnten Wissenschaftler mittlerweile anhand von Blutproben aufzeigen, dass es schon im September 2019 oder sogar früher in Norditalien zirkulierte.[57]

Obgleich bisher sehr viel zum Thema Corona geforscht und veröffentlicht wurde, gerade auch zu dem vom neuartigen Coronavirus verursachten Krankheitsbild COVID-19 (die englische Abkürzung für »Coronaviruserkrankung 2019«), gibt es noch immer einen immensen Forschungsbedarf. Man weiß zwar, dass das Virus vor allem die Atemwege und Lunge befällt, aber es ist weiterhin unklar, wieso und in welchen Fällen es auch andere Organe befällt, einschließlich der Geschlechtsorgane und der Hoden.[58] Oft verläuft COVID-19 zwar beschwerdefrei, aber in bis zu 15 Prozent der Fälle kann der Verlauf so ausgeprägt sein, dass ein Krankenhausaufenthalt nötig wird. Die Sterblichkeit liegt glücklicherweise im Promillebereich, aber im Mittelpunkt der öffentlichen Aufmerksamkeit stehen die schweren Verläufe. Als COVID-19-erfahrener Arzt kenne auch ich einige Patienten, bei denen ein mehrwöchiger Aufenthalt im Krankenhaus mit anschließender Reha-Behandlung notwendig war.[59]

Schon früh wurde offenkundig, dass Männer zwar nicht unbedingt häufiger von dieser Krankheit betroffen sind als Frauen, aber doch deutlich öfter einen schweren Krankheitsverlauf aufwiesen. Anhand Tausender COVID-19-Fälle in Dänemark wurde gezeigt, dass die Sterblichkeit bei Männern um mehr als 50 Prozent höher ist als bei Frauen.[60] Das ließ anfänglich Spekulationen aufkommen, dass Testosteron den Krankheitsverlauf verschlimmern würde. Da einige der Proteine, über welche SARS-CoV-2 sich Zutritt zu menschlichen Zellen verschafft, wie beispielsweise TMPRSS2 (Abkürzung für transmembrane Serinprotease 2) oder ACE2 (angiotensinkonvertierendes Enzym 2), von Testosteron mitreguliert werden, schien das plausibel.[61]

Doch dann veränderte sich die Diskussion in der Wissenschaft im Laufe des Jahres 2020. Spätestens als zum Thema »Testosteron und Krankheitsverlauf bei Männern mit COVID-19« eine größer angelegte Studie aus der Türkei publiziert wurde, zeigte sich ein ganz anderes Bild. Denn es waren gerade jene Männer, die einen zu niedrigen Hormonwert hatten, die häufiger und dann auch schwerer erkrankten, die vermehrt auf

Intensivstationen kamen und in Einzelfällen auch verstarben. Knapp 90 Prozent der in zwei türkischen Krankenhäusern verstorbenen COVID-19-Erkrankten waren hypogonadale Männer.[62] In anderen Krankenhäusern, ob in Deutschland, Italien oder den USA, bestätigte sich dieser Befund: Wer nicht genug Testosteron hat, trägt ein höheres Risiko, an COVID-19 nicht nur zu erkranken, sondern auch einen schweren Verlauf zu haben.[63]

Das scheint auch bei einigen anderen viralen Erkrankungen zu gelten. So haben Wissenschaftler beispielsweise bei Influenza aufgezeigt, dass Testosteron ebenfalls eine schützende Wirkung hat.[64] Zwar ist die Thematik der Immunfunktion und der Wirkung von Testosteron sehr komplex und kontrovers, und man versteht bisher noch nicht wirklich, wie das männliche Hormon hier regelnd eingreift,[65] doch scheint sich allmählich herauszukristallisieren, dass Hypogonadismus zumindest eine negative Auswirkung auf den Verlauf von COVID-19 hat.

Zusammenfassend lässt sich also sagen: Es ist unter Ärzten bekannt, dass übergewichtige, unter diversen Vorerkrankungen leidende, nicht mehr ganz junge und Stoffwechselstörungen wie Diabetes mellitus aufweisende Personen, häufiger und schwerer an COVID-19 erkranken.

Allmählich setzt sich auch die Erkenntnis durch, dass ein niedriger Testosteronwert ebenfalls ein Risikofaktor für einen schweren Verlauf darstellt. Wer daher sich vor SARS-CoV2 und weiteren Pandemien schützen will, sollte weiterlesen.

Kapitel 4:

Midlife-Crisis: Hilfe, das Testosteron ist zu niedrig!

Seit der Erstbeschreibung im Jahr 1957 ist viel über das Thema Midlife-Crisis geschrieben und diskutiert worden. Das Konzept kommt aus der englischsprachigen Welt – weshalb auch der englische Begriff viel häufiger als die deutsche Übersetzung »Lebensmittekrise« benutzt wird. Es handelt sich hierbei um ein modernes Phänomen, das erst mit der Industrialisierung und vor allem im 20. Jahrhundert aufkam.[66] Der Ausdruck wird mittlerweile auch im deutschsprachigen Raum gern und viel genutzt, aber es herrscht noch immer Unklarheit, was die Midlife-Crisis genau ist, ganz zu schweigen von den Kontroversen darüber, was ihre eigentliche Ursache ist. Ich bin der festen Überzeugung, dass ein absinkender Testosteronwert hier eine zentrale Rolle spielt.

Zunächst gilt es festzustellen, dass viele Menschen etwa in der Mitte ihres Lebens, also oft zwischen 40 und 55 Jahren, in eine persönliche Krise geraten. Die Betroffenen grübeln viel, leiden unter innerer Unsicherheit, zweifeln das Erreichte an und sind oftmals mit sich, ihrer Situation und der Welt im Allgemeinen unzufrieden. Sie erleben Stimmungsschwankungen und werden auch von ihren Angehörigen als nicht in sich ruhend wahrgenommen. Häufig fühlen sie sich antriebsgemindert und erleben sich eher als kraftlos. Das kann bei manchen so weit gehen, dass sie tatsächlich eine psychische Erkrankung entwickeln. Bei den meisten sind aber die Beschwerden nicht stark genug ausgeprägt und schwanken derart, dass sie die Kriterien einer Krankheitskategorie wie beispielsweise einer Depression oder Anpassungsstörung nicht erfüllen.

Trotzdem leiden die Betroffenen. Zwar scheint an manchen Tagen alles wieder normal zu sein, aber an anderen kehren die Zweifel und Fragen zurück. Der Prozess kann sich über viele Monate und Jahre hinziehen – und all das zusammen wird dann als Midlife-Crisis bezeichnet. Auch wenn mancher sagt, dass auch Frauen eine Midlife-Crisis haben können (was ich anders sehe), so wird im Allgemeinen dieser Begriff auf Männer bezogen – und so nutze ich ihn auch in diesem Buch.

Bisher liegt bei diesem Thema noch vieles im Dunkeln, und auch viele Ratgeber hierzu sind meist nicht hilfreich. Es gibt keine allgemein anerkannte Symptomkonstellation, entsprechend fehlen auch standardisierte Fragebögen. Trotzdem will ich hier acht Fragen vorstellen, die auf genau eine solche Midlife-Crisis hindeuten können. Wenn Sie mehr als zwei davon mit Ja beantworten, sollten Sie sich fragen, ob Sie vielleicht in einer solchen Lebensphase sind:

- Suchen Sie nach neuen und aufregenden Herausforderungen?
- Sind Sie unzufrieden mit dem bisher Erreichten?
- Stellen Sie Ihren Lebensweg in letzter Zeit infrage?
- Träumen Sie manchmal davon, Ihr altes Leben einfach hinter sich zu lassen und ein neues zu beginnen?

- Sind Sie beseelt davon, jünger und attraktiver auszusehen?
- Verbringen Sie mehr Zeit als früher vor dem Spiegel, um jünger auszusehen?
- Träumen Sie davon, etwas Wildes zu tun wie Motorrad zu fahren, Berge zu besteigen oder Fallschirm zu springen?
- Haben Sie Sehnsucht nach einer neuen und jüngeren Partnerin, obwohl Sie doch in einer guten Partnerschaft leben?

Um es zu betonen: Wenn Sie mehrere dieser Fragen mit Ja beantwortet haben, müssen Sie nicht unbedingt in einer Midlife-Crisis sein. Aber da diese Krise vor allem als eine des Alterns verstanden wird, bei der man(n) sich als endliches und alterndes Wesen wahrnimmt, sollten Sie das zumindest erwägen, vor allem wenn Sie zwischen 40 und 55 Jahre alt sind. Übrigens ist unklar, wie viele Männer durch eine solche Krise gehen – manche vermuten, nur etwa jeder zehnte, andere gehen davon aus, dass es jeden vierten oder mehr betreffen kann.[67]

Nun bin ich (und auch andere Ärzte und Wissenschaftler) der Ansicht, dass diese Krise testosteronbedingt ist, genauer: ihre Ursache darin hat, dass ein unter eine bestimmte Schwelle abgesunkener Testosteronwert sie auslöst. Um das zu erklären, muss ich etwas ausholen.

Nicht zufällig tritt die Midlife-Crisis in jenem Lebensalter beim Mann auf, in dem auch Frauen eine Phase intensiver hormoneller Umstellung erleben. Denn bei Frauen treten zwischen Anfang vierzig bis Mitte fünfzig die Wechseljahre auf, gelegentlich auch als Stufenjahre oder Klimakterium bezeichnet.

Diese Wechseljahre dauern im Regelfall drei bis fünf Jahre,

in manchen Fällen auch länger, und sie enden mit der Menopause. Danach haben Frauen keine Regelblutungen mehr und können auf natürliche Art und Weise keine Kinder mehr bekommen. Während in jüngeren Jahren ein zyklisches Auf und Ab diverser Hormone wie Östrogen oder Progesteron stattfindet, bleiben diese Botenstoffe nun bei der menopausalen Frau konstant und auf niedrigem Niveau. Im Laufe dieser Wechseljahre und auch noch danach kommt es entsprechend zu einer Reihe von körperlichen Veränderungen.

In Anlehnung an diese bei jeder Frau eintretenden hormonellen Umstellung erwuchs die Idee, dass es auch beim Mann eine solche Phase gebe. Im Jahr 1946 entstand der Begriff »Andropause« und später »Klimakterium virile«, und es kam die Vorstellung auf, dass die Midlife-Crisis entsprechend eine männliche Version der Wechseljahre sei, worauf sich dann die Andropause anschließe.

Um es klar zu sagen: Ich sehe das anders. Denn es gibt eine solche hormonell festgelegte Umstellung beim Mann nicht. Er ist biologisch nicht so geschaffen, dass es einen Punkt gibt, ab welchem seine Fruchtbarkeit aufhört und sein männliches Hormonniveau sich auf einem niedrigen Wert einpendelt, wie das bei der Frau mit den Botenstoffen Östrogen und Progesteron der Fall ist.

Ich bin aber durchaus der Ansicht, dass das Phänomen Midlife-Crisis auch hormonelle Ursachen hat. So bin ich durchaus der Meinung, dass das *Klimakterium virile* der Midlife-Crisis entspricht und dass bei einer fortgesetzten Abnahme des Testosteronwerts ein Mann tatsächlich in eine Andropause eintreten kann. Das liegt daran, dass es bei vielen Männern – wegen eines suboptimalen Lebensstils – im Laufe des Lebens zu einer stetigen Abnahme des Testosteronspiegels kommt.

Meist wird dann in der fünften Lebensdekade, manchmal schon früher, manchmal auch später, ein kritischer Punkt erreicht, an dem der Testosteronwert eine bestimmte Schwelle unterschreitet. Genau das führt dann eben zu jenen oben geschilderten Beschwerden, die in meinen Augen vor allem auf fehlendes Testosteron zurückzuführen sind: Unsicherheit, Müdigkeit, Neigung zu negativen oder depressiven Gedanken, Stimmungsschwankungen, Ängste, Schwierigkeiten damit, die eigene Sterblichkeit akzeptieren zu können, und Selbstzweifel. Das ist dann die Midlife-Crisis.

Für mich ist es deshalb aufschlussreich, dass viele der Aktivitäten, denen ein Mann zur Lösung dieser Midlife-Crisis nachgeht, intuitiv den Testosteronspiegel ansteigen lassen. Es ist, als würde der Körper gegen diesen abnehmenden Hormonspiegel rebellieren und unbewusst die Lösung gleich selbst anbieten.

Denn: Wer sich einen Sportwagen zulegt, erhöht sein Testosteron. Sport zu treiben und aktiver zu werden bewirkt das ebenfalls. Neue und riskante Hobbys, Rauchen von Zigaretten oder sogar der Seitensprung mit einer neuen Partnerin, so moralisch verwerflich das auch sein mag, führen zu einer Erhöhung des Testosterons. Der Körper heilt sich selber.

Mir geht es daher darum zu gewährleisten, dass ein Mann diese Krise erkennt und es gar nicht erst so weit kommen lässt. Denn wenn Sie oder jemand, den Sie kennen, in einer solchen Krise stecken, ist es viel besser, sein Testosteron mit weniger kontroversen Methoden zu erhöhen, als eine dramatische und für alle Beteiligten nachteilige Veränderung wie eine Scheidung, einen Seitensprung oder die Kündigung einer festen und gut bezahlten Arbeitsstelle erleben zu müssen. Viel einfacher ist es doch, einige der weiter unten stehenden Ratschläge zu beherzigen, die ihr bisheriges Leben bereichern und nicht zerstören. Ich bin der Ansicht, dass Sie hierdurch Ihre Midlife-Crisis überwinden werden.

Teil 2

Kapitel 5:

Über 50 natürliche Wege, um Testosteron zu erhöhen

Nun möchte ich Ihnen mehr als 50 Tipps vorstellen, wie Sie Ihr Testosteron erhöhen können. Diese Tipps unterscheiden sich zum Teil deutlich voneinander, nicht nur weil einige sich auf Nahrungsergänzungsmittel beziehen, andere direkt auf die Ernährung und wiederum andere auf Verhaltensweisen. Sie unterscheiden sich auch darin, dass einige schon nach wenigen Tagen zum Teil deutliche Erfolge mit sich bringen, während andere langfristig angelegt sind und erst nach Wochen oder Monaten zu hormonellen Erfolgen führen. Doch sie alle sind evidenzbasiert, fußen, anders ausgedrückt, auf wissenschaftlichen Erkenntnissen und können bei jedem Einzelnen von Ihnen Verbesserungen bewirken. Unabhängig davon, ob Sie nun eher körperlich inaktiv oder regelmäßiger Bodybuilder, im Büro angestellt oder selbstständig tätig sind.

Diese Ratschläge sind zwar als sehr wichtige, in meinen Augen sogar die wichtigsten testosteronsteigernden Tipps anzusehen, aber natürlich gibt es noch weitere Möglichkeiten jenseits von ihnen. So habe ich schon einmal kursorisch auf die Kontroverse um das beliebte *Power Posing* hingewiesen, bei dem eine möglichst dominante Körperhaltung einzunehmen ist und das sogar einen eigenen Wikipedia-Eintrag hat. Es ist zwar weit verbreitet und wird von vielen Menschen genutzt, ist aber gerade in neueren Untersuchungen als ineffektiv hinsichtlich eines testosteronsteigernden Effekts beschrieben worden.[68]

Weiterhin empfehle ich eine Reihe von Nahrungsergänzungsmitteln im Wissen, dass bei manchen die Studienlage unübersichtlich und zum Teil sogar widersprüchlich ist. Einige habe ich sogar ganz weggelassen wie beispielsweise das Kreatinin, das ich damit Ihnen, lieber Leser, nicht ausreden möchte, falls Sie es nehmen, sondern ich bin einfach nur nach Sichtung der wissenschaftlichen Literatur zu dem Schluss gekommen, dass es keine überzeugende Wirkung auf den Testosteronwert hat.

Es ist mir auch wichtig zu betonen, dass jeder einzelne Ratschlag mit Ihrem Hausarzt besprochen werden sollte. Einige davon, wie Gewicht zu verlieren, besser zu schlafen, Stress abzubauen oder körperlich aktiver zu sein, dürften zwar keine gesundheitlichen Probleme bei der Umsetzung verursachen, aber da jeder von uns einen sehr individuellen Körper hat, sollten diese Empfehlungen trotzdem mit einem Fachmann erörtert werden. Ein Gespräch mit Ihrem Arzt lohnt sich sowieso immer – er kann sehr gut einschätzen, was Sie sich zumuten sollten beziehungsweise wie Sie sich verändern können.

Weiterhin möchte ich betonen, dass ich diverse Nahrungsergänzungsmittel empfehle, aber natürlich keinen Einfluss auf die Qualität des einzelnen Produkts habe. Entsprechend ist nicht jedes Mittel als gleichwertig zu betrachten: So kann ein Präparat des einen Herstellers mit gleichem Inhaltsstoff durchaus weniger wirksam sein als ein scheinbar gleiches Präparat eines anderen Herstellers. Auch hier ist ein Gespräch mit Ihrem Arzt oder einem Apotheker angeraten.

Doch nun soll es endlich losgehen auf dem Weg zu mehr Testosteron und Männlichkeit. Und Sie werden schnell sehen, wie einfach viele der Ratschläge umzusetzen sind und welchen Unterschied sie ausmachen können.

Tipp 1: Verlieren Sie Gewicht

Die Umsetzung dieses Tipps ist nicht leicht. Dennoch ist er zentral bei der Rückerlangung beziehungsweise Steigerung Ihrer Männlichkeit. Gerade als Arzt erlebe ich es jeden Tag, wie immer mehr Menschen, oft sogar unfreiwillig, unter Gewichtsproblemen leiden und sich schwertun bei dem Unterfangen, Übergewicht zu verlieren.

Weltweit hat die Zahl der Übergewichtigen ein Rekordhoch erreicht, Jahr um Jahr nimmt ihre Zahl zu.[69] Gerade auch Europa und die deutschsprachigen Länder Deutschland, Luxemburg, Österreich und die Schweiz sind von dieser Entwicklung betroffen, wobei es prozentual deutlich mehr Übergewichtige in Deutschland als in der Schweiz gibt. Luxemburg und Österreich liegen dazwischen.[70]

Doch wie stellt man überhaupt Übergewicht fest? Es gibt verschiedene Messmethoden: Während manche eine Bestimmung durch technische Geräte empfehlen wie die Messung des Hautwiderstands oder der Dicke bestimmter Hautfalten, bevorzugen andere eine Messung des Hüft- und des Beckenumfanges, um dann hieraus einen Hüft-Becken-Index zu berechnen. Doch durchgesetzt hat sich vor allem die Messung des Körpermasseindex, oft unter seinem englischen Namen *Body-Mass-Index* bekannt und als BMI abgekürzt.

Hierbei wird das Körpergewicht in Kilogramm gemessen und durch das Quadrat der Körpergröße (in Meter) geteilt. Dieser Wert ist dann der BMI-Wert. Liegt er über 25, gilt man als übergewichtig, über 30 als fettleibig beziehungsweise adipös. Übrigens ist man untergewichtig wenn man unter 18,5 liegt. Hier die Formel:

$$BMI = \frac{\text{Körpergewicht in kg}}{(\text{Körpergröße in m})^2}$$

Wissenschaftler haben herausgefunden, dass der körperliche Fettanteil stark mit dem Testosteronspiegel zusammenhängt: Ein übergewichtiger Mann hat allein schon als Folge seines Gewichts einen niedrigeren Testosteronspiegel als ein normalgewichtiger. Wer nur wenige Kilogramm an Gewicht verliert, wird mit einem deutlich steigenden Testosteronwert belohnt, unabhängig davon, ob der Gewichtsverlust durch eine Diät, eine Ernährungsumstellung, vermehrte Bewegung oder einen chirurgischen Eingriff wie zum Beispiel eine Magenverkleinerung zustande kommt. Dabei scheint das Verhältnis ein lineares zu sein, das heißt, das männliche Hormon steigt umso stärker an, je mehr Gewicht (und hier vor allem Fettgewebe) verloren wird.

Warum ist das so? Nun, unser Körperfett scheint über drei Mechanismen den Testosteronspiegel negativ zu beeinflussen. Erstens: Fettzellen wandeln Testosteron über das Enzym Aromatase in das weiblich machende Estradiol 2 um. Testosteron sinkt folglich ab, und Östrogene nehmen zu – man entmännlicht sich und verweiblicht gleichzeitig.[71]

Zweitens: Fettgewebe verursacht Entzündungsprozesse im

Körper. Diese wiederum schädigen die Hormonschaltstellen im Gehirn (Hypothalamus und Hirnanhangsdrüse) wie auch die Testosteronproduktion. Drittens: Bestimmte Hormone wie Leptin, Ghrelin oder Adiponektin werden direkt aus dem Fettgewebe abgegeben, die sich testosteronmindernd auswirken.[72]

Deshalb sollten Sie unbedingt Gewicht verlieren. Da das nicht besonders leicht ist, habe ich Ihnen 25 Ratschläge zusammengestellt, die ich als effektiv erachte:

- Essen Sie so pflanzenbasiert wie möglich, das heißt, reduzieren Sie tierische Nahrungsmittel.
- Bewegen Sie sich ausreichend, idealerweise täglich.
- Trinken Sie vor allem Wasser und Mineralwasser, (ungesüßter) Tee und Kaffee gehen auch.
- Trinken Sie mindestens ein Glas Wasser mit jeder Mahlzeit – das sättigt.
- Essen Sie achtsam, konzentrieren Sie sich also auf den Essvorgang.
- Versuchen Sie abendliches und nächtliches Fasten: Essen Sie zwölf Stunden nichts (zum Beispiel von 20 bis 8 Uhr).
- Schlafen Sie ausreichend.
- Kaufen Sie Ihre Lebensmittel direkt vor Ort und nicht über das Internet.
- Kochen Sie so viel wie möglich selbst.
- Nutzen Sie Glas- und Stahlbehälter statt solche aus Plastik.
- Waschen Sie Ihr Obst und Gemüse gründlich, um Pestizide und Umwelthormone (endokrine Disruptoren) zu minimieren.
- Gehen Sie bevorzugt in Restaurants, von denen Sie wissen, dass dort gesund gekocht wird.

- Servieren und essen Sie kleine Portionen und fassen Sie lieber etwas nach.
- Decken Sie kleine Teller, Tassen und Schüsseln, auch kleine Löffel auf.
- Meiden Sie gesüßte Getränke, gerade zuckerhaltige Erfrischungsgetränke.
- Pressen Sie sich Ihre eigenen Säfte, um den in gekauften Säften enthaltenen Zucker zu meiden.
- Naschen Sie zwischendurch Gemüse- und Obststücke.
- Bringen Sie Ihr eigenes Essen mit zur Arbeit, anstatt in der Kantine zu essen.
- Meiden Sie Zucker, künstliche Süßstoffe und Salz, denn das regt den Appetit an.
- Essen Sie am Tisch und nicht auf dem Sofa, im Auto oder unterwegs.
- Schauen Sie nicht fern oder auf Ihren Laptop oder Ihr Smartphone, während Sie essen.
- Kauen Sie lieber 15 statt fünf Mal, das sättigt.
- Drehen Sie nachts die Heizung herunter.
- Gehen Sie mit Ihrem Arzt Ihre Medikamentenliste durch.
- Wenn Sie Ihr Auto nutzen, parken Sie lieber weiter weg von Ihrem Ziel – und nehmen Sie grundsätzlich Treppe statt Fahrstuhl.

Tipp 2: Treiben Sie Sport

Auch dieser Ratschlag gilt als besonders wirksam. Natürlich muss auch erwähnt werden, dass es ein Zuviel an sportlicher Tätigkeit gibt. Gerade Männer, die viel und lange Ausdauersport machen, können unter etwas erniedrigten Testosteronwerten leiden, wie auch Fahrradfahrer, die exzessiv und dann unter Umständen mit einem falschen Sattel (mehr dazu weiter unten) lange Strecken fahren. Was zu viel ist? Das ist tatsächlich individuell unterschiedlich, trifft aber auf viele zu, die mehr als 25 bis 30 Wochenstunden Ausdauersport betreiben. Wobei hierzu ausdrücklich nicht Wandern, Gartenarbeit oder Spazieren gehören.

Doch die meisten von uns sind weit von dieser sportlichen Grenze entfernt und haben eher mit dem Gegenteil zu kämpfen: nicht ausreichende Bewegung. Dabei belegen die Ergebnisse der Forschung eindeutig, dass Bewegung und hier vor allem die Betätigung größerer Muskelgruppen den Testosteronspiegel erhöhen. Das können die Beine beim Laufen sein oder der Oberkörper beim Kampfsport (weiter unten gehe ich auf diese positiven Effekte ein) oder Training im Fitnessstudio. Wobei es vor allem wichtig ist, die körperliche Aktivität auf größere Muskelgruppen auszudehnen, also nicht nur drei oder vier kleinere Muskeln zu trainieren.[73]

Dabei scheint es ebenfalls wichtig zu sein, ab und zu auch an die Grenzen der Muskulatur zu gehen, also beim Laufen gelegentliche Sprints einzubauen oder beim Gewichtheben Übungen mit durchaus 90 bis 100 Prozent des maximal möglichen Gewichts zu absolvieren. Aber: Auch wenn in letzter Zeit viel über das hochintensive Intervalltraining (HIIT) gesprochen wird und dieses als testosteronsteigernd empfohlen wird, muss gesagt werden, dass es zwar helfen kann, es aber weiterhin viele andere körperliche Trainingsmethoden gibt, die ebenfalls sehr effektiv sind.

Vor allem kommt es darauf an, die körperliche Aktivität mehrmals die Woche auszuüben, auf mindestens 150 Minuten pro Woche zu kommen, dabei größere Muskelpartien zu beanspruchen und manchmal an die Grenzen zu gehen. Krafttraining im Fitnessstudio, aber auch (anstrengendes) Bergwandern, Vollkörpersportarten wie (schnelleres) Schwimmen oder auch Kampfsportarten wie Kickboxen oder Karate sind nur einige von vielen Möglichkeiten.

Wobei selbst das einfache Spazierengehen schon positive testosteronsteigernde Wirkungen haben kann, da grundsätzlich jede Bewegung besser als keine ist. Vor allem steigt der Testosteronspiegel nach Bewegung nicht nur direkt nach der Aktivität an, sondern auch langfristig.[74] Das führt dann zu all den positiven Veränderungen wie Muskelaufbau, niedrigerer Fettanteil, höheres Selbstbewusstsein, intensivere Sexualität und vieles mehr. Sie sehen: Bewegung lohnt sich!

Tipp 3: Schlafen Sie ausreichend

Wenn Sie schlecht geschlafen haben, wie fühlen Sie sich am nächsten Tag? Als könnten Sie Bäume ausreißen? Oder viel eher schwach und ausgelaugt? Können Sie, wenn Sie müde sind, Schmerzen besser aushalten oder schlechter? Fällt Ihnen Sport leichter oder schwerer?

Die meisten Männer werden bemerkt haben, dass sich fehlender Schlaf negativ auf die körperliche und geistige Leistung auswirkt, was natürlich Wissenschaftler schon längst ge- und vermessen haben. Doch wie verhält es sich dabei mit dem Testosteron?

Im Rahmen einer medizinischen Untersuchung ließ man zehn junge Männer (Alter: Mitte zwanzig) elf Tage lang in einem Schlaflabor wohnen. Während sie die ersten drei Tage so lange schlafen durften, wie sie es brauchten – was knapp neun Stunden Schlaf entsprach –, wurde ihr Schlaf in den folgenden acht Tagen auf nur noch fünf Stunden begrenzt. Da das alles unter wissenschaftlicher Aufsicht stattfand, wurde nicht nur diese Schlafbegrenzung überwacht und eingehalten, sondern auch eine Vielzahl medizinischer Untersuchungen einschließlich der Bestimmung des Testosteronspiegels durchgeführt. Und tatsächlich sank er um ein knappes Sechstel ab, als wären die Männer in nur wenigen (schlafarmen) Nächten um knapp 15 Jahre gealtert.[75] Spätere Untersuchungen bestätigten diesen Befund,[76] wenngleich bei jungen Männern nicht immer bei wenigen Nächten Schlafentzug eine solche Reduktion auftreten muss.[77]

Eine der vielen Aufgaben des Schlafes ist die Wiederherstellung des Testosterons, das von seinem morgendlichen Maximum auf ein Minimum zur Nachtzeit absinkt. Erst durch den Schlaf baut es sich wieder allmählich auf, wobei es wirklich auf jede Stunde Schlaf ankommt. Hier spielen vom Gehirn ausgeschüttete Hormone, wie beispielsweise das luteinisierende Hormon (LH) oder das Gonadoliberin (GnRH), eine wichtige Rolle. Wer daher unzureichend schläft, hat einfach nicht genügend Zeit zur Regeneration, gerade auch hormonell. Daher sollte Ihr Schlaf Ihnen nicht nur wichtig, sondern sogar heilig sein.[78]

Doch was gilt als optimale Schlafdauer? Hier werden oft Werte von sieben bis neun Stunden für einen Erwachsenen empfohlen, wobei das nicht nur individuell unterschiedlich ist, also genetische Ursachen hat, sondern auch vom Alter abhängt: Je älter man wird, desto weniger Schlaf braucht man. Als Faustregel gilt, dass man zwei Minuten weniger Schlaf pro Lebensjahr ab etwa 30 benötigt, wobei es große regionale und auch kulturelle Unterschiede bei der Schlafdauer gibt.[79] Am wichtigsten ist, ob Sie sich am Morgen ausgeruht fühlen.

Doch wie erreichen Sie einen guten und erholsamen Schlaf? Es gibt hierzu ausgezeichnete Ratgeber, diese zehn einfachen Tipps können Ihnen bestimmt helfen:

- Verzichten Sie auf Nikotin, Alkohol und Koffein drei Stunden vor dem Schlafengehen.
- Nehmen Sie zwei Stunden vor dem Schlafengehen keine Getränke mehr zu sich.
- Achten Sie darauf, dass keine Bildschirme im Schlafzimmer stehen.
- Essen Sie am besten zwei Stunden vor dem Schlafengehen nur wenig oder nichts mehr.
- Gehen Sie mit Ihrem Arzt Ihre Medikamente durch, weil diese oft Schlafprobleme verursachen.
- Treiben Sie nur tagsüber Sport, nicht spätabends oder nachts.
- Nutzen Sie einen ruhigen Teil des Hauses als Schlafzimmer.
- Gewöhnen Sie sich angenehme Rituale vor dem Zubettgehen an.
- Bei nächtlichen Schlafstörungen sollten Sie lieber auf Tagesnickerchen (Siesta) verzichten.
- Halten Sie ein Tagebuch griffbereit neben Ihrem Bett und schreiben Sie Ihre Sorgen, Gedanken und Ängste hinein, damit diese sie nicht wach halten.

Tipp 4: Meiden Sie Stress

In der heutigen Welt mit ihren Möglichkeiten und Erwartungen gibt es kaum noch eine Person, die nicht schon Stress erlebt hat. Bestimmt kennen Sie auch das Gefühl, sehr viel zu tun zu haben, und man gibt Ihnen dann noch eine oder mehrere weitere Aufgaben, obwohl Sie ohnehin schon am Anschlag sind. Doch neben diesem gelegentlichen Stress gibt es auch Dauerstress, der immer häufiger wird. Mittlerweile geben bis zu einem Sechstel aller Bundesbürger an, unter »starker Stressbelastung zu leiden«, so eine Untersuchung in Deutschland aus dem Jahr 2015.[80] Die Zahlen werden noch drastischer, wenn das berufliche Umfeld miteinbezogen wird, wie eine Veröffentlichung der Bundesanstalt für Arbeitsschutz und Arbeitsmedizin aus dem Jahr 2020 aufzeigt: Laut dieser arbeiten 16 Prozent »an der Grenze der Leistungsfähigkeit«, und mehr als zwei Drittel empfinden Stress im Beruf.[81]

Stress ist schlecht für die Gesundheit, vor allem wenn er chronisch ist. Doch woher wissen Sie, ob Sie unter chronischem Stress leiden? Ich biete Ihnen hierfür drei einfache Fragen an. Wenn Sie eine davon bejahen, würde es sich lohnen, einen detaillierteren Fragebogen zum Thema Stress entweder mit einem Arzt oder zumindest per Internet zu beantworten.

Sind Sie bereit für die drei Fragen? (Wenn Sie sich sicher sind, nicht unter Stress zu leiden, können Sie auch gern diese Stelle überspringen.)

Frage 1: Hatten Sie im Laufe des letzten Monats das Gefühl, dass Sie wenig bis keine Kontrolle über wichtige Dinge hatten?

Frage 2: Waren Sie im letzten Monat jemals wütend, weil Ihnen etwas passierte, über das Sie keine Kontrolle hatten?

Frage 3: Fühlten Sie sich im letzten Monat oft gestresst oder nervös?

Es ist in Ordnung, wenn Sie auf eine oder mehrere dieser Fragen mit Ja geantwortet haben. Stress ist eine natürliche Reaktion unseres Körpers, das muss unbedingt festgehalten werden. Es ist völlig normal, wenn unser Körper auf eine plötzliche Bedrohung oder zumindest das, was wir als solche wahrnehmen, reagiert. Verschiedene Hormone werden ausgeschüttet wie Corticoliberin (CRH), Adrenocorticotropin (ACTH), Kortisol, Adrenalin und Noradrenalin. Dadurch sind wir reaktionsbereit, und zwar in Millisekunden.

Doch in der modernen Welt gibt es selten noch physische Bedrohungen. Trotzdem reagiert unser Körper auf Stressoren genau so, als wären sie physische Bedrohungen. War unsere Reaktion also früher eine lebensrettende Maßnahme, sprechen wir heute eher von einer Fehlregulierung. Das kann negative Langzeitwirkungen haben. Man denke daran, wie sich chronischer Stress im Beruf, im Hinblick auf finanzielle Fragen oder auch bei der Pflege eines Familienangehören negativ manifestieren kann – ohne unbedingt hilfreich zu sein. Denn die Stressreaktion ist nicht darauf ausgelegt, dauerhaft aktiviert zu sein.

Und so hat man Studie für Studie nachweisen können, dass Menschen, die unter chronischem Stress leiden, häufiger krank sind, schneller altern und früher sterben.[82] Daher ist es wenig überraschend, dass sich chronischer Stress auch negativ auf den männlichen Hormonhaushalt auswirken kann, ob nun bei älteren oder jüngeren Männern.[83] Tatsächlich haben Männer, die unter vermehrtem Stress leiden, ob nun am Arbeitsplatz oder selbst vor Prüfungen oder Wettkämpfen, niedrigere Testosteronwerte. Es gibt Untersuchungen, wonach diese Werte sich verbessern, wenn man den Stress minimiert oder entspannende Übungen wie Yoga oder Meditation ausübt.[84]

Also: Gegen Stress kann man(n) etwas tun. Auch wenn die eigentlichen Stressoren nicht beseitigt werden können, gibt es eine Reihe von Maßnahmen, die beim Abbau von Stress helfen können. Ich möchte zehn Strategien aufzählen, im Wissen, dass es ganze Bücher zu diesem Thema gibt:

- Sich bewegen oder Sport treiben. Tatsächlich lassen Stressgefühle mit körperlicher Bewegung nach.
- Nein sagen. Das ist für viele von uns nicht leicht, denn wir möchten anderen helfen. Doch wer sich zu viel aufbürdet, läuft Gefahr zusammenzubrechen.
- Selbstfreundschaft üben. Das bedeutet Selbstkritik meiden und sich selbst gegenüber freundlich sein – als wäre man ein guter Freund, der Trost braucht.
- Psychotherapie: Gehen Sie zu einem Psychologen oder Psychiater und reden Sie über die Stresssituationen.
- Achtsamkeit: Hierbei geht es darum, Strategien zu entdecken, wie man sich entspannen kann. Hierzu gehören beispielsweise autogenes Training, progressive Muskelentspannung, Meditation, Qigong und Tai-Chi.
- Gesunde Ernährung. Das beinhaltet vor allem eine pflanzenbasierte Ernährung.
- Geselligkeit. Weniger Bildschirmkonsum und mehr direkte menschliche Kontakte, wobei auch Kontakt und Umgang mit Tieren hilft. Aber nicht neue Verpflichtungen eingehen!

- Ausreichend schlafen. Wer zu wenig schläft, ist anfälliger für Stress.
- Medikamente. Manchmal können kurzfristig ein Medikament, Nahrungsergänzungsmittel, Heilkraut oder ätherische Öle helfen (siehe Tabelle weiter unten). Aber nicht auf Dauer.
- Musik. Bestimmte Musik, vor allem wenn es Ihre Lieblingsmusik oder ruhige Musik ist, kann gegen Stress helfen.
- Vereinfachung. Räumen Sie Ihr Haus auf, ordnen Sie Ihren Schreibtisch, entrümpeln Sie Ihr Auto. Es gibt zahlreiche Untersuchungen, dass komplexe, unordentliche und überfüllte Lebensräume sich negativ auf unser Stressempfinden auswirken.
- Natur. Wie weiter unten gezeigt wird, kann allein schon ein kurzer Spaziergang in der Natur eine deutliche Verbesserung von Stress mit sich bringen.

All das dürfte Ihnen helfen, mehr Mann zu sein. Oder zumindest Ihren Stress abzubauen und gesünder zu leben.

Tipp 5: Meiden Sie Plastikbehälter

In unserer Umwelt gibt es immer mehr hormonell wirksame Stoffe. Vielleicht haben Sie schon von der Verweiblichung diverser Tierarten gehört? Davon, dass zum Beispiel bei einigen Fischarten fast nur noch Weibchen geboren werden? Oder davon, dass immer mehr männliche Neugeborene mit Fehlbildungen der Genitalien zur Welt kommen? Dass bei Frauen nicht nur die Brustgröße von Generation zu Generation immer voluminöser wird (weshalb mittlerweile Körbchengröße D als Standard gilt, während es vor zwei Generationen noch Körbchengröße B war), sondern auch die Pubertät früher eintritt als noch vor einigen Jahrzehnten? All das liegt daran, dass es immer mehr und höhere Konzentrationen chemischer Substanzen gibt, die wie weibliche Hormone auf uns Menschen wirken. Man nennt sie daher Xenoöstrogene, und sie kommen in einer Vielzahl von chemisch hergestellten Baumaterialien, Lacken und Verpackungen vor, gerade in den plastikhaltigen Stoffen.

Ich selber benutze statt des Begriffs »Xenoöstrogene« lieber den weiter gefassten Begriff »Umwelthormone«, wobei manche Wissenschaftler sie auch als »endokrine Disruptoren« bezeichnen. Diese Stoffe sind hormonell wirksam, nicht nur bei Tieren, sondern auch bei uns Menschen und werden von uns oftmals unbewusst und unerkannt aufgenommen. Man findet zum Beispiel Bisphenol A oder diverse Phthalsäuren in zahlreichen Plastikbehältern vor, sie geben Plastik eine gewisse Festigkeit und Härte.

Weiterhin setzt man sie sehr gern in Kosmetika als Bindesubstanz ein. Als wäre das noch nicht genug: Sie kommen auch in Textilien, Möbeln, Reinigungsmitteln, Pestiziden, aber auch als Verkehrsstaub wie zum Beispiel durch Reifenabrieb vor. Je mehr ein Stoff aus Kunststoff besteht und Chemikalien beinhaltet, umso wahrscheinlicher ist es, dass Sie durch Kontakt mit diesem Stoff endokrine Disruptoren aufnehmen.

Doch selbst wenn Sie zu Metallgegenständen wechseln, müssen Sie auf solche Stoffe achten. Man denke hier beispielsweise an Konservendosen, bei denen als Beschichtung oft Chemikalien eingesetzt werden, die eine hormonelle Wirkung auf uns Menschen haben können, ähnlich wie die durch Plastikverpackungen der Lebensmittel aufgenommenen Umwelthormone. All die potenziellen Kontaktmöglichkeiten aufzuzählen wäre genauso unmöglich wie eine Auflistung aller endokriner Disruptoren – die eingesetzten Chemikalien sind mittlerweile derart zahlreich und unübersichtlich geworden, dass die Wissenschaft zum Teil gar nicht mehr hinterherkommt mit der Überprüfung all dieser Stoffe.[85]

Natürlich gibt es Grenzwerte und, wie man am Beispiel Bisphenol A erkennt, auch Verbote für bestimmte Produkte, vor allem wenn sie Säuglinge und Kleinkinder betreffen. Dennoch sind diese Chemikalien (und viele weitere) in großer Zahl vorhanden, und sie verursachen beim Mann einen verminderten Testosteronspiegel. Daher, wenn Ihnen Ihre Männlichkeit und Gesundheit wichtig sind, rate ich Ihnen, Plastikprodukte so weit wie möglich zu meiden und die Inhaltsstoffe in den von Ihnen benutzten Kosmetika, Textilien und Möbel zu kennen. Das bedeutet Arbeit, erschwert auch den Einkauf, gerade wenn er im Internet stattfindet, aber es lohnt sich. Möglichst aus natürlichen Produkten sollte das von Ihnen gekaufte Produkt bestehen, und wenn Sie es sich zutrauen, können Sie manches auch selbst herstellen.

Wenn Sie Wasser aus einer Plastikflasche trinken, vor allem wenn es schon seit Wochen oder Monaten abgefüllt im Lager und Geschäft stand, oder wenn Sie Essen in einer Plastikschale in der Mikrowelle erhitzen, dann treten chemische Stoffe in Ihr Getränk beziehungsweise Essen über, die Sie in sich aufnehmen. Sie essen und trinken die Verpackung sozusagen mit.

Daher würde ich Ihnen raten, mit offenen Augen Ihre Umwelt zu beobachten und Plastik zu meiden, wo immer es nur geht. Das hilft übrigens auch der Umwelt und manchmal sogar Ihrem Geldbeutel, und es macht Sie zusätzlich noch mehr zum Mann.

Tipp 6: Bauen Sie einen Wasserfilter ein oder filtrieren Sie Ihr Wasser

Wer in seinem Umfeld Menschen nach ihren Trinkgewohnheiten (bezüglich Wasser) befragt, wird schnell feststellen, wie unterschiedlich wir sind. Mancher trinkt ausschließlich gekauftes Mineralwasser, ein anderer trinkt es direkt aus dem Wasserhahn, während ein Dritter wiederum sein eigenes Brunnenwasser nutzt. Dazu kommen noch regionale Unterschiede, bei den Wasserleitungen, dem Alter der Wohnung beziehungsweise des Hauses und vieles mehr. Spätestens hier wird klar, wie unterschiedlich die Qualität des getrunkenen Wassers ist.

Trotz oftmals strenger Gesetzesvorschriften gibt es eine Reihe von Rückständen in unserem Trinkwasser. Es kann sich hierbei um Chemikalien,[86] Medikamente oder Mikroplastik handeln, also nicht sichtbare Mikropartikel von Plastik, die wir mit jedem Schluck in uns aufnehmen.[87] Dazu kommen Rückstände aus der Landwirtschaft wie beispielsweise Pestizide oder Medikamente, chemische Nebenprodukte, die bei der Desinfektion des Wassers entstehen, und nicht filtrierte Rückstände aus industriellen Abwässern. Trihalogenmethane, Dibromessigsäure, Chloroform, Bisphenol A und diverse per- und polyfluorierte Alkylverbindungen sind nur einige der zahlreichen Stoffe, die im Trinkwasser nachgewiesen wurden. Die Liste ist sehr lang, es kommen immer neue hinzu, die sich nachteilig auf den Hormonhaushalt und gerade auch auf das Testosteron auswirken.[88] Auch wenn versucht wird, die Einhaltung der gesetzlichen Bestimmungen zu überwachen, ist eine lückenlose Kontrolle nicht möglich. Außerdem gibt es neben chemischer auch immer wieder Fälle von bakterieller Kontamination, sodass auch krank machende Erreger in unserem Trinkwasser vorkommen können.

Wie gesund ist also Ihr Wasser? Haben Sie jemals eine Analyse Ihres Wassers von einer staatlichen Stelle erhalten? Haben Sie sich je mit einem Experten unterhalten, der für Ihre Wasserqualität sorgt? Doch bevor Sie so etwas erwägen, möchte ich einen anderen Vorschlag machen, wie Sie die Qualität Ihres Wassers leicht selber bestimmen können: Sie reinigen es selbst. Das ist viel einfacher, als Sie es sich vielleicht vorstellen – mittlerweile gibt es eine Vielzahl von Wasserfiltern.

Durch einen solchen Filter kann jeder von uns eine gewisse Kontrolle darüber haben, wie sauber das Trinkwasser ist. Sollten Sie zu jenen glücklichen Menschen gehören, bei denen es keine oder kaum nennenswerte Rückstände im Trinkwasser gibt, dann ist Ihr Filter eine Art Sicherheitsgurt, den Sie jeden Tag anlegen, aber nie benötigen, also ein Extraschutz.

Da mit dem Filter viele Rückstände dem Wasser entnommen werden, sinken auch die Konzentrationen vieler Stoffe, die das Testosteron absenken können. Gute Wasserfilter können nämlich Nanopartikel, Mikroplastik, aber auch hormonell wirksame Stoffe abfangen. Auch viele Schwermetalle und Pestizide können so effektiv neutralisiert werden, ehe sie in unseren Körper gelangen und dort Schäden anrichten.

Wasserfilter bringen nicht nur Vorteile für den eigenen Testosteronspiegel, sondern befördern auch die persönliche Gesundheit. Nun kann man sich zwar solche Filter direkt in die Leitungssysteme einbauen lassen, doch sind solche Anlagen nicht nur aufwendig, sondern auch oft teuer. Eine günstigere Alternative kann es daher sein, sich eine Wasserkanne mit eingebautem Filter zu kaufen – diese sind oft schon für einen zweistelligen Betrag zu haben. Zwar muss dann der Filter in regelmäßigen Abständen ausgetauscht werden und man sollte das Wasser aus hygienischen Gründen idealerweise im Kühlschrank (um das Risiko eines längerfristig möglichen bakteriellen Wachstums zu minimieren) lagern, doch ansonsten sind diese Filter sehr wartungsarm.

Das Grundprinzip der verschiedenen Filter ist meist dasselbe: Wenn das Wasser in ein Trinkgefäß geschüttet wird, läuft es durch Aktivkohle im Filter. Hier lagern sich organische Stoffe, Mikropartikel und viele andere Chemikalien und Schwermetalle ab. Das getrunkene Wasser ist hierdurch sauberer, wobei Keimarmut meistens auch durch Einbau kleiner Mengen Silberionen, die desinfizierend wirken, gewährleistet wird.

Der Markt für Wasserfilter ist groß, durch steigende Importe aus Asien wächst er weiter. Deshalb soll an dieser Stelle kein spezieller Wasserfilter empfohlen werden, vielmehr verweise ich auf die diversen privaten oder staatlichen Teststellen. Auch ein Gespräch mit einem Fachmann kann helfen. Das kann ein Klempner sein, aber auch ein Chemiker, der sich auf Wasserqualität spezialisiert hat. Und nicht vergessen: Nach Möglichkeit Plastikgefäße vermeiden, und wenn Sie sie doch nutzen müssen (wie in vielen Wasserfiltern und Behältern), dann das Wasser nur möglichst kurz darin stehen lassen und lagern. Gefiltertes Trinkwasser schneidet übrigens auch in Tierversuchen am besten ab hinsichtlich der positiven Auswirkungen auf die Gesundheit.[89]

Tipp 7: Essen Sie Bioprodukte

Wenn Tieren die Wahl gelassen wird zwischen Futter aus ökologischem und aus konventionellem Anbau, dann entscheiden Sie sich fast ausschließlich für das ökologische, also das Biofutter.[90] Davon profitiert ihre Gesundheit: Ihr Immunsystem und ihre Abwehrkräfte gegen allerlei Erkrankungen werden gestärkt, es bildet sich weniger Körperfett, und ihre Fruchtbarkeit wird höher.[91] Daraus sollten wir lernen: Was den Tieren guttut, das hilft auch uns Menschen.

Doch was gilt denn überhaupt als Bioprodukt? Es sind Lebensmittel, die aus ökologischem Anbau stammen. Zunächst gilt festzuhalten, dass sie sich immer größerer Beliebtheit erfreuen. Im Jahr 2019 wurde eine wichtige Schwelle überschritten, als mehr als zehn Prozent der deutschen Anbaufläche dem Ökolandbau diente, was mittlerweile jedem achten Hof entspricht. Im folgenden Jahr 2020 wurden fast 15 Milliarden Euro für Bioprodukte ausgegeben, und die deutsche Politik hat das politische Ziel »20 Prozent Ökolandbau in 2030« ausgegeben. Jährlich kommt es zu deutlichen Zuwächsen. Das ist bemerkenswert, doch die Schweizer, Luxemburger und Österreicher sind den Deutschen hier voraus mit einem jeweils höheren Anteil an Bioprodukten und zum Teil sogar Ökolandbau, ganz zu schweigen von einigen skandinavischen Ländern wie Dänemark, das aktuell in Europa in Sachen Biolandbau die Führungsrolle innehat.[92]

Man muss hierbei verstehen, dass Lebensmittel, vereinfacht gesprochen, entweder konventionell oder ökologisch angebaut werden. Die konventionelle Landwirtschaft setzt verstärkt chemische Pflanzenschutzmittel – was der beschönigende Name für eine Vielzahl von Giftstoffen gegen Pflanzen, Insekten, Pilze und Tiere ist – und Kunstdünger ein. Viele dieser Stoffe werden bei der ökologischen Landwirtschaft viel restriktiver oder gar nicht eingesetzt, wodurch die Zahl der Chemikalien, mit denen die Biopflanzen in Kontakt kommen, deutlich niedriger ist.

Weiterhin dürfen Klärschlamm und gentechnisch veränderte Produkte in nur sehr geringem Umfang (in vielen Fällen sogar gar nicht) eingesetzt werden, wodurch auch hier die Zahl der Chemikalien auf und in der Biopflanze deutlich niedriger ist. Außerdem dürfen Bioprodukten keine künstlichen Aromen, Geschmacksverstärker, Farb- oder Konservierungsstoffe zugefügt werden. Auch bei der Tierhaltung gelten strengere Kriterien hinsichtlich Haltungsbedingungen und erlaubten Medikamenten wie auch des verwendeten Futters. All das hat nicht nur Vorteile für uns Verbraucher, sondern ist auch schonender für die Umwelt.

Zur klaren Kennzeichnung hat die EU mittlerweile ein »Bio-Siegel« eingeführt. Wenn Lebensmittel dieses Logo tragen, stammen sie aus ökologischem Anbau. Mittlerweile gibt es mehr als 5000 Unternehmen und 80 000 Produkte, die mit diesem Siegel versehen sind.[93] Eine EU-Kontrollstelle ist für die Zertifizierung und Überprüfung zuständig. Übrigens sind Biolebensmittel deshalb teurer, weil sie nicht nur diesen Extraaufwand an Bürokratie erfordern, sondern auch Unkraut mechanisch entfernt werden muss, manche Ackerflächen im Rahmen der Fruchtfolge brach liegen und Erträge somit niedriger sind.

Nun sind viele der eingesetzten Pflanzenschutzmittel in der einen oder anderen Form testosteronsenkend. Sie hier aufzulisten ist schier unmöglich, zu den mittlerweile weit mehr als 80000 Pestiziden kommen jeden Tag neue hinzu – es sind insgesamt jedes Jahr 2000 neue Chemikalien, die erfunden und registriert werden. Aber es ist davon auszugehen, dass viel mehr Stoffe, als schon bekannt sind, sich nicht nur negativ auf unsere Gesundheit, sondern auch auf den männlichen Hormonhaushalt auswirken. Die Mechanismen sind oft die gleichen: Entweder nimmt die Zahl der Entzündungsprozesse im Körper zu als Folge vieler Chemikalien, die schädlich auf molekularer und zellularer Ebene wirken, und es wird damit die hormonelle Achse Hypophyse-Hypothalamus-Hoden gestört, oder die Chemikalien wirken östrogenartig oder hemmen die Testosteronherstellung.[94]

Am Ende sollten wir Menschen uns daher die Tiere zum Vorbild nehmen: Wenn sie die Wahl haben, bevorzugen sie die Bioprodukte. Wir sollten es ihnen gleichtun.

Tipp 8: Betreiben Sie regelmäßige Zahnpflege

Viele Menschen gehen ungern zum Zahnarzt. Nicht weil sie ihn nicht mögen, sondern weil viele am eigenen Leib beziehungsweise im eigenen Mund erfahren haben, wie anfällig Zähne und alle damit verbundenen Zahnstrukturen für Schäden sind. Löcher in den Zähnen (Karies) kennen Millionen Menschen, aber auch die Gingivitis, die Entzündung des Zahnfleisches, wie auch die schwerere Parodontitis, bei welcher der gesamte Zahnhalteapparat entzündet ist. Bei diesen Erkrankungen kommt es oft zu Blutungen und Schmerzen im Mundraum, und in schweren Fällen können Zähne ausfallen.

Auch wer Zahnprothesen trägt, weiß, dass sie oft Probleme machen können. Sie können schlecht angepasst zu Schmerzen führen, es kann auch hier zu Entzündungen im Mundraum kommen, und sie können bei unsachgemäßer Reinigung schnell gefährliche Bakterien beherbergen.

Mit anderen Worten: Unser Mundraum ist für Infektionen und Entzündungen anfällig, unabhängig davon, wie alt wir sind und wie viele Zähne wir (noch) haben. Dabei spielt unsere Mundhygiene, also das, was von Zahnärzten manchmal als »orale Gesundheit« bezeichnet wird, eine maßgebliche Rolle für unsere Gesamtgesundheit. Wer seine Zähne gut pflegt und auf die orale Gesundheit achtet, lebt länger.[95]

Auch der Testosteronspiegel hängt ab von der oralen Gesundheit. Die Debatte in der Wissenschaft darüber ist zwar noch nicht beendet, doch es gibt zunehmend Hinweise, dass schlechte Gesundheit im Bereich des Mundes sich in Form eines niedrigeren Testosteronblutwerts niederschlägt.[96]

Hierbei scheinen verschiedene Mechanismen am Werk zu sein, die für körperliche Schäden verantwortlich sind. Eine davon ist eine Entzündungsreaktion. Denn wer seine Zähne nicht regelmäßig pflegt, bei dem treten verstärkt Zahnstein wie auch Zahnplaque auf, es finden sich mehr Bakterien und häufiger Essensreste im Mund. All das bedingt eine höhere Entzündungsneigung, die dann nicht nur den Zahn und die Zahnhaltestrukturen angreifen, sondern auch den gesamten Körper in eine Gesamtentzündung hineinziehen kann. So kann in den Hoden weniger Testosteron produziert werden. Übrigens scheint auch umgekehrt zu gelten, dass ein höherer Testosteronspiegel für bessere Zähne sorgt – zumindest hat man in kastrierten, also hypogonadalen Affen solch eine Korrelation gefunden.[97]

Was sollte man also tun? Gehen Sie regelmäßig zum Zahnarzt. Lassen Sie sich die Zähne gründlich reinigen. Vor allem:

Putzen Sie Ihre Zähne täglich zwei bis drei Mal. Nutzen Sie Zahnseide und Interdentalbürsten für die Zahnzwischenräume. Dazu zuckerarme Ernährung, Reduktion säurehaltiger Getränke wie auch großzügiges Trinken von Wasser oder Mineralwasser. Und sprechen Sie mit Ihrem Zahnarzt! So können Sie Ihren Testosteronspiegel erhöhen und gesünder und länger leben.

Tipp 9: Gehen Sie mit Ihrem Arzt Ihre Medikamentenliste durch

Ohne Arzneimittel gäbe es keine moderne Medizin. Auch ich verschreibe sie jeden Tag in meinem ärztlichen Alltag. Deshalb möchte ich den folgenden Ratschlag auch nicht als medikamentenfeindlich verstanden wissen. Doch beachten Sie, dass jedes Medikament potenziell Nebenwirkungen haben kann. Als Arzt geht man ab fünf täglich verschriebenen Medikamenten mit einer Wahrscheinlichkeit von fast 100 Prozent von Wechselwirkungen der Arzneimittel untereinander aus, wobei sich unerwünschte Wirkungen manifestieren. Der medikamentenverursachte Testosteronmangel gehört leider dazu, auch wenn er meiner Ansicht nach viel zu selten erörtert wird.

Eine große Gruppe von Medikamenten ist dafür bekannt, die Hormonfunktion eines jeden Menschen negativ zu beeinflussen. Eine Liste einiger besonders wichtiger Medikamente habe ich weiter unten angeführt, doch Sie sollten mit Ihrem Arzt regelmäßig, mindestens alle ein bis zwei Jahre, Ihre gesamte Medikamentenliste durchgehen. Fragen Sie ruhig: »Brauche ich dieses Präparat überhaupt noch?« Denn was vor einigen Jahren in Ihrem Leben noch Grund für die

Einnahme eines Medikaments war, ändert sich oft und kann komplett entfallen. Ein früher festgestellter Bluthochdruck kann durchaus nicht mehr vorhanden sein, vor allem wenn es Veränderungen in Ihrem Leben gegeben hat, Sie Gewicht verloren haben, mittlerweile mehr und regelmäßiger Sport treiben oder unter weniger Stress leiden.

Es gibt einige Präparate beziehungsweise Medikamentengruppen, die besonders häufig den Testosteronspiegel erniedrigen können:

- Ketoconazol, ein Antipilzmittel
- Spironolacton, ein Herz- und Blutdruckmedikament
- viele Antidepressiva
- Schmerzmedikamente aus der Gruppe der Opiate wie Tramadol, Morphium, Oxycodon etc.
- Cimetidin, ein Mittel gegen Refluxbeschwerden und Verdauungsstörungen
- diverse cholesterinsenkende Statine wie Atorvastatin, Lovastatin, Fluvastatin, Simvastatin und viele mehr
- bestimmte Chemotherapeutika, also zur Bekämpfung von Krebserkrankungen eingesetzte Mittel
- 5α-Reduktase-Hemmer wie Finasterid oder Dutasterid.

Diese Liste ist, wie vieles in der Medizin, nicht unumstritten, und allein schon aus juristischen Gründen muss ich betonen, dass selbst bei den angeführten Präparaten nicht immer einwandfrei nachgewiesen wurde, ob ein Arzneimittel nun den Testosteronwert beeinflusst oder nicht. Doch auch wenn diese Liste weder vollständig noch final geklärt ist, ist sie eine gute Ausgangsbasis, um mit Ihrem Arzt einmal die Ihnen verschriebenen Arzneimittel durchzugehen. Sie sollten auf alle Fälle kein Medikament ohne Rücksprache und Zustimmung Ihres Arztes absetzen, weil das negative Folgen haben kann. Aber wer grünes Licht bekommt, der kann das versuchen. Vielleicht stellen Sie auf diese Weise eine Besserung nicht nur Ihres Testosterons, sondern auch in anderen Bereichen fest.

Tipp 10: Lassen Sie Ihre Hoden auf Varikozelen untersuchen

Eine Varikozele, oft als Krampfaderbruch bezeichnet, bedeutet das Vorhandensein eines größeren und normalerweise nicht in dieser Form vorkommenden Venengeflechts in einem oder beiden der Hoden. Wenn sie einseitig auftritt, dann bevorzugt auf der linken Seite. Sie wird aber selbst bei beidseitigem Auftreten oft nicht vom Betroffenen erkannt, einfach weil sie häufig keine Beschwerden verursacht. Dabei wird sie bei mehr als jedem zehnten Mann festgestellt.

Aufgrund der erhöhten Temperatur – das hängt mit der vermehrten Blutmenge zusammen – des betroffenen Hodens kommt es zu einer Funktionsstörung. Nicht nur die Zahl der Spermien ist erniedrigt, sondern auch sehr oft die Funktionsfähigkeit der Leydig-Zellen, und damit einher geht eine verminderte Herstellung des männlichen Geschlechtshormons. Wenig überraschend bessert sich manche Hypogonadie nach einer Behandlung einer solchen Varikozele.

Doch wie stellt man sie fest? Nicht immer kann man die Schwellung, die oft als »wurmartig« beschrieben wird, an seinem Hoden ertasten. Deshalb wird vom Arzt im Regelfall Ultraschall eingesetzt. Natürlich kann eine Varikozele auch mit

Beschwerden verbunden sein, im Regelfall mit Hodenschmerzen, Durch- oder deutlichem Herunterhängen des Hodens, einer tastbaren, »wurmartigen« Schwellung oder eben indirekt mit einer gestörten Fruchtbarkeit oder den Beschwerden einer Hypogonadie wie sexuellen Störungen, Lustlosigkeit, Muskelabbau und so fort.

Die Behandlung ist im Regelfall ein einfacher chirurgischer Eingriff, der von den allermeisten Urologen, auch einigen Allgemeinchirurgen, durchgeführt werden kann. Dabei werden die nicht benötigten Venengeflechte verödet oder chirurgisch entfernt. Gerade bei Männern mit niedrigem Testosteron kann dieses nach der Entfernung einer Varikozele deutlich ansteigen.[98] Inwiefern Männer mit normalen Werten profitieren, ist noch Gegenstand der Forschung. Doch wenn Sie unter einer Hypogonadie leiden, kann sich solch eine Abklärung durchaus lohnen.

Tipp 11: Lassen Sie sich auf bestimmte Krankheiten untersuchen

Je mehr Erkrankungen ein Mann aufweist, desto wahrscheinlicher ist ein Testosteronmangel. Das gilt nicht nur für viele jener Krankheiten, die wir als Zivilisationskrankheiten bezeichnen wie zum Beispiel Bluthochdruck, Gicht, Durchblutungsstörungen, Fett- und Stoffwechselstörungen, sondern auch für eine Reihe anderer Krankheiten, die die Testosteronproduktion direkt einschränken.

Über diverse Arzneimittel, die sich negativ auswirken können, wurde bereits weiter oben gesprochen. In späteren Kapiteln geht es um die negativen Folgen von Cannabis und chronischer Alkoholeinnahme. Störungen wie chronische Leber- oder Nierenerkrankungen, Funktionseinschränkungen der Schilddrüse oder dauerhafte Entzündungs- und Infektionsprozesse im Körper können die Testosteronherstellung ebenfalls negativ beeinflussen. Übergewicht, vor allem Fettleibigkeit, wurde schon erwähnt, Schlafprobleme und chronischer Stress sind genauso zu berücksichtigen wie auch andere hormonelle Störungen.

Deshalb würde ich jedem Mann zu einer ärztlichen Abklärung raten, wenn sein Testosteronwert niedrig ist. Hierbei können sich zum Teil überraschende Befunde ergeben. Folgende Blutwerte könnten von Ihrem Arzt hinsichtlich einer Abklärung des Testosteronwerts untersucht werden, wobei diese Liste nicht vollständig ist:[99]

- Testosteron, frei und gesamt
- sexualhormonbindendes Globulin, Albumin
- luteinisierendes Hormon, follikelstimulierendes Hormon
- C-reaktives Protein (CRP), Blutbild
- Leber- und Nierenwerte
- Schilddrüsenwerte wie TSH, freies T4 und/oder T3
- gegebenenfalls Fett- und Blutzuckerwerte
- gegebenenfalls Harnprobe

Beim Testosteron gilt folgende einfache, klare Regel: Je gesünder Sie sind, desto ausgeprägter ist Ihre Männlichkeit und desto höher dieser Wert.

Tipp 12: Arbeiten Sie nicht zu viel

Viele von uns identifizieren sich mit ihrer Arbeit und geraten bei Arbeitslosigkeit in eine Sinnkrise. Tatsächlich hat Arbeit positive Auswirkungen auf unsere Gesundheit, doch wie bei allem kann es auch hier ein Zuviel geben. Wichtige Fragen sind: Was gilt als gesundes Arbeiten, beziehungsweise gibt es negative Gesundheitsauswirkungen, wenn man zu viel arbeitet?

Ein Blick nach Asien zeigt uns die Auswirkungen exzessiver Arbeit. Nicht nur Japaner, sondern auch Chinesen und Koreaner sind für lange Arbeitswochen von weit mehr als 60 Wochenstunden bekannt. Deshalb kennt man dort mittlerweile das Phänomen des *Karoschi*, wie der plötzliche Tod durch Überarbeitung in Japan genannt wird. Hierbei stirbt ein Angestellter an einem Herzinfarkt oder Schlaganfall, einfach weil er zu viel gearbeitet hat. Bekannt ist mittlerweile unter japanischen Ärzten auch der *Karojisatsu*, also der Selbstmord aufgrund Überarbeitung. Auch in China und Südkorea kommen diese Phänomene vor.

Forscher raten daher mittlerweile zu Arbeitszeiten von 40 Wochenstunden oder weniger. Denn ab dieser Schwelle treten vermehrt negative Gesundheitsauswirkungen wie Verhaltens-, Schlaf- oder Stoffwechselstörungen auf.[100] Der Mechanismus ist hochkomplex und umfasst nicht nur Stress, sondern auch schlechtere Ernährung, Bewegungsmangel, vermehrten Alkohol-, Zigaretten- und Drogenkonsum wie auch Zunahme von Unzufriedenheit. Entzündungen könnten hier ebenfalls eine Rolle spielen.[101]

Doch auch das Testosteron ist von langen Arbeitszeiten negativ betroffen. Bei einer Gruppe schwedischer Bauarbeiter, die sieben Tage am Stück und dann jeweils zwölf Stunden arbeiteten, wurde eine stete Abnahme des Testosteronspiegels im Laufe der Arbeitswoche um mehr als ein Zehntel festgestellt. Bei der Kontrollgruppe, also einer Gruppe gleichaltriger schwedischer Bauarbeiter, die »nur« 40 Wochenstunden arbeiteten, also deutlich weniger, nahm das männliche Hormon nicht ab.[102]

Auch bei Untersuchungen in den USA fand man ähnliche Veränderungen. Hier hatten gerade jene Männer, die viel und lange arbeiteten, überdurchschnittlich oft niedrige Testosteronwerte. Weiterhin klagten sie über höheren Arbeitsstress und diverse andere Erkrankungen.[103] Mit anderen Worten: Zu viel Arbeit macht krank.

Ob das nun bei jedermann der Fall ist, kann hier nicht beantwortet werden. Arbeitslose Menschen sind ebenfalls überdurchschnittlich häufig krank. Es scheint also ein Optimum zu geben – regelmäßig einer Arbeit nachgehen, aber eben nicht exzessiv.

Doch was ist, wenn Sie Ihre Arbeit lieben, sie sogar als Berufung ansehen? Ist dann Mehrarbeit ebenfalls negativ? Hierüber gibt es keine wissenschaftlichen Erkenntnisse. In solch einem Fall rate ich Ihnen, genau in sich zu hören.

Aber: Sollte Ihnen Ihr Testosteronspiegel wichtig sein, dann sollte auch das Thema Arbeitszeit nicht tabu sein. Hier ist weniger tatsächlich manchmal mehr.

Tipp 13: Tragen Sie Ihr Mobiltelefon nicht zu nah an Ihren Hoden

Fast jeder besitzt heutzutage ein Mobiltelefon. Immer mehr Wissenschaftler beschäftigen sich mit den gesundheitlichen Vor- und Nachteilen dieses kleinen multifunktionalen Geräts. Eine oft vernachlässigte Frage dabei ist: Wo sollen Sie Ihr Mobiltelefon tragen? Eine Vielzahl an Menschen trägt es in der Hose, oft entweder am Gesäß oder nahe des Gemächts.

Doch ist das überhaupt gesund? Die kurze Antwort: wahrscheinlich nicht. Denn es gibt zunehmend Belege, wonach sich die elektromagnetische Strahlung negativ auf die Hodenfunktion auswirkt – bei den Frauen wird übrigens Ähnliches hinsichtlich der Eierstöcke gemutmaßt.

Zunächst soll aber etwas über die Funktionsweise eines Mobiltelefons gesagt werden. Technisch betrachtet ist es ein einfaches Gerät. Ähnlich wie ein Fernseher oder Radio empfängt es elektromagnetische Strahlung und wandelt sie in Ton und Bild um, doch anders als diese beiden Geräte wandelt es auch umgekehrt Informationen in elektromagnetische Strahlen um. Es arbeitet also bidirektional, ist sowohl Empfänger als auch Sender von elektromagnetischen Wellen und übersetzt diese in für uns verständliche Informationen.

Diese elektromagnetischen Strahlen werden in hoher Intensität ausgestrahlt. Zumindest muss die Stärke der Wellen so hoch sein, dass sie von einem einige hundert Meter entfernten Funkmasten empfangen werden kann. Von hier aus gehen diese Wellen dann über verschiedene Stationen hin zum Empfänger, egal ob es sich hierbei um das Telefon Ihrer Partnerin, der Server der von Ihnen besuchten Internetseite oder ein smartes Gerät in Ihrem Haus handelt. Auch wenn Sie das Telefon nicht nutzen, sendet es in regelmäßigen Abständen diese elektromagnetischen Strahlen aus und empfängt sie. Alles in seiner Nähe ist von diesen Energiewellen betroffen.

Seit Jahren wird kontrovers über die gesundheitlichen Nachteile dieser elektromagnetischen Strahlung diskutiert. Manche Forscher vertreten die Ansicht, dass Strahlung keine Nachteile für unsere Gesundheit hat, während andere eine Reihe von Beschwerden wie Kopfschmerzen, Schwindelgefühle, Müdigkeit und vieles mehr auf sie zurückführen. Manche sehen diese elektromagnetischen Strahlen sogar als Ursache der seit Jahren ansteigenden Fälle von Hirntumoren – das Telefon wird häufig direkt neben dem Kopf gehalten und das Gehirn somit indirekt bestrahlt.[104]

Trotz dieser Kontroversen ist aber eines sicher: Kein namhafter Wissenschaftler sagt den Handy-Strahlen positive Effekte, also Gesundheitsvorteile, nach. Ich selber als Arzt tu mich schwer, mich zwischen diesen beiden Lagern klar zu positionieren. Ich überlasse es Ihnen, wo Sie sich in dieser Kontroverse wiederfinden wollen. Aber etwas Skepsis schadet hier sicherlich nicht.

Uns soll an dieser Stelle trotzdem die Frage interessieren, ob und wie sich elektromagnetische Strahlung auf unseren Hormonhaushalt auswirkt, vor allem auf das Testosteron. Mittlerweile liefern Tierversuche klare Indizien, dass elektromagnetische Strahlung hormonell schaden kann. So setzte man Nagetiere vier Wochen lang einige Stunden pro Tag auf ein eingeschaltetes Mobiltelefon und verglich sie mit solchen Tieren, die die gleiche Zeit auf einer nicht funktionierenden Attrappe festgeschnallt waren. Bei denjenigen Tieren, die dem aktiven Telefon und somit der elektromagnetischen Strahlung nahe ihrer Hoden ausgesetzt waren, stellten die Forscher eine deutliche Einschränkung der Hodenfunktion fest. Die Spermienzahl war reduziert, die Fruchtbarkeit eingeschränkt, zum Teil waren sogar Hodenzellen zerstört worden. Auch der Testosteronspiegel war um mehr als die Hälfte bei denjenigen Tieren abgesunken, die dieser elektromagnetischen Strahlung drei Stunden täglich über den vierwöchigen Beobachtungszeitraum ausgesetzt waren.[105] Selbst wenn das Telefon nicht genutzt wurde, sondern nur auf Empfang gestellt war, kam es zu deutlichen Veränderungen wie einem Volumenverlust des Hodens von bis zu einem Drittel, und das nach nur einer zehnwöchigen Beobachtungsperiode.[106]

Nun sind Sie kein Nagetier, werden Sie zu Recht sagen. Auch wenn man solche Untersuchungen aus verschiedenen Gründen nicht beim Menschen machen kann, hat man dennoch auch bei uns Störungen beim Testosteron gefunden, die voraussichtlich mit elektromagnetischer Strahlung zusammenhängen. So fand sich bei Arbeitern, die aufgrund ihres Berufs vermehrt mit Strahlung in Kontakt kamen, ebenfalls ein niedrigerer Testosteronspiegel als bei Arbeitern, die weniger elektromagnetischer Strahlung in ihrem Umfeld ausgesetzt waren.[107]

Hat man Sie übrigens beim Abschluss Ihres Mobilfunkvertrags beraten, wie Sie das Gerät nutzen sollten und wo es zu lagern ist? Nicht zu nahe am Kopf, nicht zu nahe am Hoden? Dass Sie es lieber weit von sich halten sollten, wenn Ihnen Ihr Testosteron wichtig ist? Sie müssen nicht unbedingt an die Richtigkeit dieser Untersuchungen glauben, aber es lohnt sich einmal darüber nachzudenken, wie Sie mit Ihrem Mobiltelefon im Alltag umgehen. Wo tragen Sie es bei sich? Vielleicht lassen Sie es sonst einfach einmal im Auto oder sogar daheim, wenn Sie es nicht brauchen.

Tipp 14: Schauen Sie nicht zu viel fern

Menschen verbringen ihre Freizeit deutlich anders als noch vor 50 Jahren. Wer einmal abends durch eine Stadt läuft und in die vielen erleuchteten Fenster blickt, dem fällt als Lichtquelle oft das Flackern eines Bildschirms auf. Statt dass die Menschen miteinander reden, starren sie oft gebannt auf diesen Schirm. Viele von uns können sich mittlerweile kaum noch eine Welt ohne Fernseher, Computer, Tablet und Smartphone vorstellen. Auch die Autohersteller haben hierauf reagiert und neben Displays am Armaturenbrett eines Autos auch immer öfters solche für die Mitreisenden im Fond verbaut.

Im deutschsprachigen Raum gibt es regionale Unterschiede hinsichtlich des Bildschirmkonsums. Während ein Schweizer etwas mehr als zwei Stunden pro Tag fernsieht, kommen Luxemburger auf etwas mehr als zweieinhalb, Österreicher auf drei und Deutsche auf fast vier Stunden (220 Minuten, um genau zu sein), so zumindest die Zahlen für das Jahr 2020. Damit sind Deutsche übrigens nicht einmal europäische Spitzenreiter.[108]

Die Gesamtbildschirmzeit liegt beim Bundesbürger deutlich höher: Bereits im Jahr 2017 schaute ein erwachsener Deutscher etwas mehr als sechs Stunden täglich auf einen Bildschirm und, rechnet man das Radio hinzu, konsumierte knapp neun Stunden Medien,[109] Tendenz unentwegt steigend. Angesichts der COVID-19-Pandemie seit 2020 hat ein deutlicher Anstieg stattgefunden, gerade auch bei Jugendlichen und Kindern.

Wenig überraschend ist dieser Medienkonsum abträglich für unsere Gesundheit. Manche Wissenschaftler sprechen gar von einer »Cyberkrankheit«. Als Folge dieser massiv angestiegenen Bildschirmzeit nehmen Konzentrations- und Gedächtnisprobleme genauso zu wie Schlafstörungen, psychische Erkrankungen, Einsamkeit, Übergewicht, Herzinfarkte und Schlaganfälle, um nur einige von vielen damit zusammenhängenden Krankheiten zu nennen.

Dass Forscher aus Dänemark auch eine testosteronsenkende Wirkung herausgefunden haben, erstaunt in diesem Kontext nicht. Selbst wenn eine Reihe anderer Faktoren wie ungesunde Ernährung, Bewegungsmangel oder Übergewicht berücksichtigt wurden, schien allein schon der Fernsehkonsum zu einem niedrigeren Testosteronspiegel zu führen. Hierbei scheint es ein direktes Verhältnis zwischen Bildschirmzeit und Testosteron zu geben: Das eine geht hoch (Fernsehzeit), das andere runter (Testosteron). Das hat auch Auswirkungen auf die Fruchtbarkeit, und so sind Spermienfunktion und -zahl eingeschränkt in Abhängigkeit davon, wie lange ferngesehen wird.[110]

Inwieweit das Arbeiten und Sitzen vor einem Rechner, das Lesen eines Smartphone-Displays oder das Spielen von Videospielen negative Folgen für den männlichen Hormonhaushalt hat, konnte von dieser Studie und anderen wissenschaftlichen Forschungsarbeiten bisher nicht beantwortet werden. Doch basierend auf Studien in anderen Bereichen[111] ist davon auszugehen, dass jede Stunde zusätzlicher Bildschirmzeit per Smartphone, Fernseher oder Computerbildschirm sich negativ auf unsere Gesundheit und damit auf die Botenstoffe auswirkt.

Daher würde ich Ihnen raten, als Mindestmaßnahme immer wieder Pausen einzubauen, wenn Sie für mehrere Stunden vor einem Bildschirm sitzen. Idealerweise reduzieren

Sie diese Bildschirmzeit sogar auf ein Minimum und gewöhnen sich fernseh- oder sogar bildschirmfreie Tage an. Wenn Sie an solchen dann durch Ihre Stadt spazieren, werden Sie das oben genannte Flimmern in so manchem Fenster sicherlich bemerken. Und sich hoffentlich freuen, dass Sie zumindest ein wenig aus diesem weltweiten Trend zunehmenden Bildschirmkonsums ausgestiegen sind.

Tipp 15: Meiden Sie Lärm

Wir Menschen verfügen über fünf körperliche Sinne – Sehen, Fühlen, Riechen, Schmecken, Hören. Doch während man die Augen schließen, ein Objekt loslassen, statt durch die Nase eben durch den Mund atmen oder einen unangenehmen Geschmack ausspucken kann, sind unsere Ohren den ganzen Tag hindurch offen für Geräusche. Selbst wenn wir unsere Hände über die Ohren legen oder uns wegdrehen, können wir laute Geräusche nicht ausblenden, wie sicherlich jeder von Ihnen schon festgestellt hat. Das macht den Hörsinn so besonders wichtig für unsere Gesundheit.

Geräusche entstehen für uns mithilfe der je knapp 15 000 Haarzellen in unserem inneren Ohr – die Zellen senden über die Hörbahn einen Stromimpuls zur Hörrinde. Hieraus werden neurologische Impulse generiert, die dann in unserem Gehirn zu einem Sinneseindruck verarbeitet werden. Früher waren vor allem laute Geräusche ein Zeichen dafür, dass Gefahr im Verzug ist. Auch heute noch spüren wir diese körperliche Alarmreaktion, wenn zum Beispiel direkt hinter uns ein Auto hupt oder neben uns plötzlich ein Lautsprecher bis zum Anschlag aufgedreht wird.

Tipp 15: Meiden Sie Lärm

Doch bevor auf die negativen Folgen von Lärm, gerade auch für unseren männlichen Botenstoff, eingegangen wird, soll zunächst die Messung und damit die Stärke von Schallwellen erläutert werden. Die Einheit ist Dezibel (db). Das ist eine zwar etwas komplizierte Skala (weil sie logarithmisch ist), doch genügt es zu wissen, dass Schall umso lauter ist, je höher der Dezibelwert ist. Ein flüsternder Mensch tut dieses bei knapp 30 Dezibel, normale Unterhaltungen werden bei Werten zwischen 50 und 60 Dezibel geführt, und Straßenlärm kann durchaus einmal 80 Dezibel betragen. Alles ab 50 bis 60 Dezibel wird übrigens von den meisten von uns als störend und laut empfunden. Gesundheitsrisiken steigen in dem Maße, wie Lärm zunimmt. So wächst das Risiko diverser Krankheiten wie Herzinfarkte, Schlaganfälle und Bluthochdruck bei dauerhaftem und lautem Lärm,[112] wobei meist eine Schwelle von etwa 50 Dezibel genannt wird.[113]

Nun ist in Tiermodellen festgestellt worden, dass erhöhter Lärm die Hormonsituation beeinflussen kann, also den Testosteronspiegel absenkt. Dieser Effekt ist umso stärker ausgeprägt, je lauter der Lärm ist und je länger er andauert.[114] Auch uns Menschen scheint es hormonell zu betreffen, wobei wenig überraschend diejenigen am meisten leiden, die selten einen Hörschutz tragen und die aufgrund eines guten Hörvermögens am empfindlichsten sind. Ältere und schwerhörige Männer beispielsweise leiden auch unter Lärm, aber aufgrund ihrer schlechten Ohren eben weniger.[115]

Lärm wirkt sich negativ aus, tagsüber wie nachts. Ruhezeiten sind unbedingt einzuhalten und sehr wichtig, denn auch nachts werden Geräusche wahrgenommen, auch wenn man nicht immer davon aufwacht. Deshalb sollte man in einem ruhigeren Teil der Wohnung schlafen, Fenster und Wände zusätzlich dämmen, falls nötig Ohrstöpsel nachts nutzen und Radio, Internet und Fernsehen abschalten. Teppiche, lange Vorhänge, Decken und Zimmerpflanzen können Schallwellen absorbieren und so den Lärmpegel zusätzlich senken.

Insgesamt sollte man versuchen, laute Geräusche zu meiden. Ein Hörsturz tritt häufig ab Werten von etwa 100 Dezibel ein, wobei das nicht nur Störungen des Hörvermögens bedeuten kann, sondern kurz- und langfristig auch Schwindel, Dauergeräusche im Ohr (Tinnitus) und Kopfschmerzen. Mein Tipp: schallabsorbierende Kopfhörer für den Gebrauch von Rasenmäher, Schleifmaschinen, Kettensägen und anderen lauten Geräten nutzen, bei lauten Konzerten oder in Diskotheken Ohrstöpsel tragen und seine Ohren schonen, wo immer es geht. Alles für Ihre Gesundheit und Ihren Testosteronspiegel.

Tipp 16: Essen Sie Honig

Obwohl zuckerhaltige Lebensmittel testosteronsenkend sein können (wie später gezeigt wird), gilt für Honig das Gegenteil, zumindest wenn er nur in Maßen konsumiert wird. Honig findet auch immer häufiger in der Medizin Anwendung – mit positiven Resultaten nicht nur bei Erkältungssymptomen, sondern auch bei der Wundheilung und allgemein zur Stärkung des Immunsystems.

Dabei ist das ein Rückgriff auf ein jahrtausendealtes medizinisches Wissen. Schon die Römer erkannten, dass Bienen, und hier vor allem ihr Produkt Honig, der menschlichen Gesundheit helfen (*ubi apis, ibi salus* – »Wo Bienen sind, dort ist Gesundheit«), und bereits im alten Ägypten wurde Honig in größeren Mengen als Arznei eingesetzt.

Tipp 16: Essen Sie Honig

Viele von uns kennen und nutzen ihn aber ausschließlich als Lebensmittel. Dabei ist dieses Naturprodukt sehr vielfältig. Wie Sie sicherlich wissen, wird er von Bienen zunächst in Form einer wässrigen Flüssigkeit von Blüten (Nektar) oder von bestimmten Insekten (Honigtau) gesammelt und dann im Bienennest eingedickt und mit einigen für Tier und Mensch positiven Stoffen angereichert. Das Endresultat Honig ist dann derart voll von Antioxidantien, Vitaminen und anderen gesundheitsfördernden Substanzen, dass der höhere Zuckeranteil sich nicht nachteilig auf unsere Gesundheit auswirkt.

Wer ihn isst, wird über die Vielzahl seiner positiven Inhaltsstoffe nicht nur gesünder, sondern auch männlicher im Sinne einer Testosteronsteigerung. So enthält Honig beispielsweise Stoffe, der den Abbau von Testosteron zu Östrogen hemmen, was dadurch geschieht, dass sie das Enzym Östrogen-Aromatase in ihrer Funktion beeinträchtigen. Dadurch werden sowohl die männlichen Hormonspiegel erhöht als auch die weiblichen erniedrigt. Weiterhin beinhaltet Honig Antioxidantien wie Quercetin, Myricetin, Kaempferol oder Galangin, die die Leydig-Zellen zur Herstellung von Testosteron anregen.[116]

All das lässt Männer höhere Testosteronspiegel haben. Ein morgendliches Honigbrot kann helfen – oder nehmen Sie Honig als Süßungsmittel für Ihren Kaffee (siehe Tipp weiter unten) oder Tee. Wenige Gramm pro Tag beziehungsweise einige Löffel pro Woche dürften schon genügen, um Ihren Testosteronwert zu steigern mit all den positiven Auswirkungen wie erhöhter Muskelaufbau, verminderter Fettanteil, weniger Depression, mehr Energie und Spaß am Leben.

Tipp 17: Essen Sie gelegentlich eine Süßkartoffel

Viele Nahrungsmittel werden als Testosteron-Booster empfohlen. Wer im Internet oder in Gesundheitsjournalen Artikel zu diesem Thema liest, der wird über kurz oder lang auch auf die Süßkartoffel stoßen.

Die Süßkartoffel, botanisch als *Ipomoea batatas* bekannt, wird in deutschsprachigen Ländern zunehmend verzehrt, erfreut sich aber schon länger in vielen asiatischen, aber auch süd- und nordamerikanischen Ländern großer Beliebtheit. Es gibt nicht nur viele Gerichte, die Bataten, wie Süßkartoffeln manchmal auch genannt werden, nutzen, sondern mittlerweile auch Batatenbrot und sogar Batatenpommes. Der Geschmack einer Süßkartoffel ist, wenig überraschend, süßer als der einer gewöhnlichen Kartoffel. Wer sie noch nicht gekostet hat, sollte ruhig einmal probieren. Die Süßkartoffel ist übrigens ähnlich wie eine normale Kartoffel zu verarbeiten, also einfach in der Zubereitung.

Die Untersuchungen zur Wirkungsweise der Süßkartoffel haben sich bisher vor allem auf Tiermodelle konzentriert. Hier konnte eine zum Teil deutliche Steigerung der Fruchtbarkeit und des Testosteronspiegels aufgezeigt werden. Auch das sexuelle Verlangen nahm zu.[117] Liegt das an den vielen Antioxidantien in Süßkartoffeln wie Phenolen, Flavonoiden oder Tanninen? Oder eher an den reichhaltigen Vitaminen wie beispielsweise Pantothensäure, Pyridoxin, Thiamin, Riboflavin oder Niacin? Zudem finden sich auch eine Vielzahl von Spurenelementen sowie Magnesium in der Süßkartoffel – all das kann auch ursächlich für einen Testosteronanstieg sein.

Ich denke, dass sich ein Versuch mit Süßkartoffeln lohnt, gerade weil so manche Speise sich statt mit Kartoffeln auch mit Süßkartoffeln kochen lässt. Man kann Bataten mittlerweile fast überall kaufen, und sie sind, wie schon erwähnt, leicht zuzubereiten – wieso also nicht einmal versuchen? Übrigens: Man kann die Knollen beziehungsweise Scheiben davon auch einfach toasten. Falls Ihnen die Süßkartoffel schmeckt, empfehle ich langfristig ihre Aufnahme in Ihren Speiseplan.

Tipp 18: Reduzieren Sie Ihren Zuckerkonsum

Wussten Sie, dass es eine Zuckersucht gibt? Zumindest sind immer mehr Wissenschaftler dieser Ansicht. So gibt es mittlerweile sogar Untersuchungen, in denen Zucker und Kokain miteinander verglichen wurden. Hierbei entschieden die Tiere sich mehrheitlich für Zucker anstatt für das ebenfalls sehr abhängig machende Kokain. Sie sehen: So süchtig machend kann Zucker auf Tiere und damit auf uns Menschen wirken!

Man kann regelrechte Entzugssymptome auslösen, gibt man ein Gegengift, das man normalerweise bei Heroinsüchtigen einsetzt: Naloxon. Viele Forscher haben mittlerweile sowohl psychische als auch körperliche Symptome beschrieben, wie man sie sonst nur von Abhängigen kennt, wenn Menschen (und Tiere) nach längerem und regelmäßigem Zuckerkonsum plötzlich keinen Zucker mehr bekommen. Sie zittern, sind unruhig, fahrig und unkonzentriert, haben regelrechte Entzugssymptome.[118] Haben Sie auch einen »süßen Zahn«, wie man – verniedlichend – die Liebe zu oder gar die Sucht nach größeren Zuckermengen nennt?

Dieses Phänomen einer Zuckersucht kannte man in früheren Zeiten nicht, schlicht weil Zucker bis zum 18. Jahrhundert noch als absolute Seltenheit galt. Erst als man im schlesischen Kunern die erste funktionsfähige Rübenzuckerfabrik der Welt errichtete, konnte in der Folge aus Zuckerrübensaft Zucker in größeren Mengen hergestellt werden. So fand er seinen Weg in immer mehr Haushalte und Lebensmittel. Heutzutage ist Zucker kaum noch von Produktion und Konsum von Lebensmitteln wegzudenken, und allein im deutschsprachigen Raum wurden im Jahr 2020 zwischen 33 und 36 Kilogramm pro Kopf verbraucht, mit nur leichten regionalen Unterschieden.

Das ist sehr viel. Doch was viele nicht wissen: Zucker kommt nicht nur in Süßwaren vor, sondern in größeren Mengen als »versteckter« Zucker. Er macht die Nahrungsmittel schmackhafter und animiert Sie zu einem größeren Appetit (und damit zur Aufnahme) bezüglich des betroffenen Lebensmittels. Übrigens findet sich Zucker auch in Lebensmitteln, in denen er nicht unbedingt vermutet wird – beispielsweise Ketchup, Tomaten- oder Barbecuesauce. Folgende Tabelle listet einige Beispiele auf:[119]

Nahrungsmittel	Zuckergehalt pro 100 g
Tomatensauce	Bis zu 14 g
Ketchup	Bis zu 30 g
Barbecuesauce	Bis zu 41 g
Salatsaucen	Bis zu 10 g
Frühstückscerealien	Bis zu 43 g
Joghurt	Bis zu 16 g
Cola	Bis zu 12 g
Eistee	Bis zu 8 g

Doch was halten Ihre Hormone von diesem Zucker? Ist das gesund für Ihren Körper, wenn Sie »Schokoholiker« sind? Die Antwort ist ein klares Nein! Wenn knapp ein Fünftel der täglichen Energiemenge durch Zucker aufgenommen wird, dann verdoppelt das nicht nur gesundheitliche Risiken wie Herzinfarkt oder Schlaganfall, sondern auch das Risiko einer Hypogonadie, und das sowohl bei älteren als auch jüngeren Männern.[120]

»Über 20 Prozent meines Tagesbedarfs nehme ich doch nicht mit Zucker auf«, sagt da vielleicht so mancher von Ihnen. Dass man aber manchmal schon mit einer einzigen Tafel Schokolade nahe an diese Grenze kommen kann, dass mit mehreren (gesüßten) Tassen Kaffee und ein oder zwei zuckerhaltigen Getränken wie einer Limonade diese Grenze problemlos erreicht werden kann, das machen sich viele nicht bewusst. Rechnet man dann noch den versteckten Zucker hinzu, liegen viele Millionen von Bundesbürgern täglich über dieser scheinbar hohen 20-Prozent-Grenze. Immerhin ist der hohe Zuckeranteil auch einer der Gründe dafür, dass es immer mehr übergewichtige Menschen in Deutschland (und anderen Ländern) gibt. Und dies wiederum ist eine weitere Erklärung dafür, dass Hypogonadie so verbreitet ist – nicht nur wegen der direkten testosteronsenkenden Mechanismen, sondern auch wegen der Erhöhung des Fettanteils, was wiederum die Umwandlung zu Estradiol 2 ankurbelt. Andere Mechanismen spielen bei den hormonellen Veränderungen auch eine Rolle, wenn zu viel Zucker aufgenommen wird: so eine Zunahme der Entzündungsprozesse.[121]

Deshalb rate ich Ihnen, auf Ihren Zuckerkonsum zu achten. Das hat nicht nur testosteronsteigernde, sondern auch gesundheitsfördernde Effekte. Dass eine solche Begrenzung nicht immer leichtfällt in einer Zeit, in der immer häufiger Zucker entweder direkt oder »versteckt« eingesetzt wird, ist verständlich. Doch ein gutes Ziel wäre ein Wert von unter 20 Prozent der täglichen Kalorienzufuhr, idealerweise sogar unter 10 Prozent. Das entspricht bei vielen von uns etwa 250 Kilokalorien pro Tag, also 65 Gramm Zucker.

Um das zu erreichen, schlage ich folgende fünf Strategien vor:

- Verzicht auf zuckerhaltige Erfrischungsgetränke wie zum Beispiel Cola und Limonaden wie auch auf oft stark zuckerhaltige Fruchtsaftgetränke.
- Reduktion oder Vermeidung von Kaffeeprodukten aus größeren Kaffeeketten, weil hier oft hochkalorischer Sirup eingesetzt wird.
- Verzicht auf Süßwaren im eigenen Haushalt, weil Sie dann nicht in Versuchung geraten, eine Tafel Schokolade oder Ähnliches zu essen, wenn Sie plötzlich der »süße« Zahn überkommt.
- Als Süßungsstoff ist Honig dem Zucker vorzuziehen, nicht nur weil er weniger Zucker pro Gramm enthält, sondern auch diverse Antioxidantien und andere positive Inhaltsstoffe.
- Ein Blick auf die Zutaten- und Brennwerttabelle jedes von Ihnen gekauften Lebensmittels ist hilfreich, denn hier können Sie genau sehen, wie viel »versteckter« Zucker sich im Produkt befindet.

Abschließend sei noch davor gewarnt, von Zucker auf künstliche Süßungsmittel umzustellen. Auf den ersten Blick erscheint solch eine Umstellung zwar sinnvoll, denn diese synthetischen Süßstoffe, darunter als die bekanntesten Aspartam, Acesulfam, Sucralose und Saccharin, sind kalorienarm und günstig. Doch immer mehr wissenschaftliche Forschungsergebnisse weisen auf negative Effekte für die Gesundheit hin. So wurde schon bei Tieren aufgezeigt, dass diese deutlich an Gewicht zulegen, wenn sie süßstoff- statt zuckerhaltiges Futter bekommen. Weiterhin hat man bei Menschen beobachten können, dass sie gehäuft zu Übergewicht und größerem Bauchfett neigen, wenn sie chemischen Süßstoff nutzen. Darüber hinaus haben Forscher in diesem Zusammenhang vermehrt Stoffwechselprobleme, Bluthochdruck, Schlaganfälle und Herzinfarkte festgestellt.[122]

Wenn Sie nun also süß essen wollen beziehungsweise Ihr Essen versüßen, für was entscheiden Sie sich dann? Ist Zucker oder ein chemischer Süßstoff besser? Weder noch, denn es gibt eine gute Alternative: Honig.

Tipp 19: Vermeiden Sie fettfreies Essen (wenn Sie normalgewichtig sind)

Im Allgemeinen gilt die Regel, dass die menschliche Gesundheit dann am besten ist, wenn man möglichst natürlich lebt. Wer also beispielsweise Bioprodukte isst, hat eine bessere Gesundheit als jemand, der konventionell hergestellte Lebensmittel mit entsprechend höherem Schadstoffanteil zu sich nimmt. Wenn jemand Honig isst, wird seine Gesundheit davon profitieren, während, wie gerade gezeigt wurde, der zumeist industriell hergestellte Zucker eher schadet. Doch es gilt auch, dass man sich nicht zu einseitig ernähren sollte, selbst wenn es ausschließlich natürliche Nahrungsmittel sind.

Wer sich beispielsweise fettarm oder gar fettfrei ernährt, hat einen niedrigeren Testosteronwert.

Wie anhand einer aus den USA stammenden Studie aufgezeigt wurde, hatten Männer, die sich fettfrei beziehungsweise fettarm ernährten, einen etwa sechs Prozent niedrigeren Testosteronspiegel als Männer, die sich normal ernährten.[123] Das galt aber nicht für alle Fette, denn während sogenannte Transfette sich negativ auf die Gesundheit und das Testosteron auswirkten (dieses also sank), war die Aufnahme von mehrfach ungesättigten Fetten, vor allem Omega-3-Fetten, wie sie in hohen Konzentrationen zum Beispiel in Fisch und vielen Nussarten vorkommen, positiv.[124]

Manche Sportler stellen deshalb mit Absicht auf fetthaltige und kohlenhydratarme Kost um, weil das Vorteile nicht nur für den Muskelaufbau, sondern auch für ihren Testosteronspiegel hat. Doch das gilt vor allem dann, wenn sie sich in umfangreicherem Maße sportlich betätigen wollen,[125] denn bei geringerer Bewegung kann man schnell an Fettmasse zunehmen, was den Testosteronspiegel dann absinken lässt. Diese mehrfach ungesättigten Fettsäuren müssen nicht einmal primär aus tierischen Produkten stammen. Wie Vegetarier und auch vegan sich ernährende Menschen wissen, gibt es auch in vielen Pflanzenprodukten wie zum Beispiel Olivenöl oder auch den schon erwähnten Nüssen viele und ausreichende Fettsäuren.

Deshalb gilt es auch hier ein gutes und gesundes Mittelmaß zu finden. Wenn Sie normal- oder untergewichtig sind, dann sollten Sie nicht absichtlich auf Fette in Ihrer Ernährung verzichten, wobei mehrfach ungesättigte Fettsäuren der Omega-3-Fette (kommt vor allem in öligen Fischen wie Thunfisch, Sardinen, Sardellen, Lachs oder Forellen und auch Nüssen und manchen Speiseölen wie Olivenöl, Walnussöl oder Avocadoöl vor) zu bevorzugen sind. Wenn Sie hingegen über Ihrem Normalgewicht liegen, steht Gewichtsreduktion an erster Stelle und ist wichtiger, als fettreiches Essen zu sich zu nehmen. Denn mit jedem Kilogramm, das Sie verlieren, gewinnen Sie viel an Gesundheit, aber auch Testosteron zurück.

Tipp 20: Trinken Sie Kaffee

Koffein wird schon seit Jahren von einigen Bodybuildern und Kraftsportlern eingesetzt. Man sagt ihm testosteron-, kraft- und energiesteigernde Wirkungen nach. Letzteres scheint zu stimmen, bei den ersten beiden scheiden sich die Geister in der Wissenschaft. Die Ergebnisse sind bislang nicht eindeutig.

Viel wichtiger ist aber für Männer, die ihr Testosteron erhöhen wollen, dass sich Kaffee positiv auf den männlichen Hormonhaushalt auswirken kann. Das haben diverse Untersuchungen mittlerweile gezeigt. Es dürfen durchaus vier oder fünf Tassen pro Tag getrunken werden, vorausgesetzt Sie vertragen das Koffein in solchen Mengen.

Kaffee ist ein Produkt, das aus erhitztem, damit keimarmem Wasser besteht, das über ein zumeist gemahlenes Pulver aus der Kaffeebohne gegossen wird. Aufgrund all der Antioxidantien der Kaffeepflanze gilt somit dieses leicht bittere Wasser, Kaffee eben, als gesund.

Bei mehr als 400 000 Kaffeetrinkern haben Wissenschaftler über einen Zeitraum von 13 Jahren eine deutliche Besserung bei fast jeder Krankheit aufzeigen können, ob nun Atemwegserkrankungen, Herzinfarkte, Schlaganfälle, Krebserkrankungen, Infektionen und sogar Unfälle im Straßenverkehr. Das ist die größte je zum Thema Kaffee publizierte Untersuchung.[126] Neben diesen positiven gesundheitlichen Effekten hat man auch eine testosteronsteigernde Wirkung aufzeigen können, neben der wichtigen Tatsache, dass Kaffeegenuss auch den Östrogenspiegel beim Mann absenkt.[127] Man geht davon aus, dass die Umwandlung von Testosteron in Östrogen gehemmt wird und die Leydig-Zellen des Hodens angeregt werden, mehr Testosteron herzustellen.

Welche Stoffe nun genau für diese Wirkungen verantwortlich sind, ist bisher nicht geklärt. Koffein wird zwar als mitursächlich angesehen, scheint aber nicht an erster Stelle zu stehen, weil auch entkoffeinierter Kaffee testosteronsteigernde Effekte hat. In jeder Kaffeebohne finden sich Tausende verschiedene Substanzen, die noch dazu in unterschiedlichen Konzentrationen vorkommen, sodass Wissenschaftler bislang nicht wissen, welche davon für welche Effekte verantwortlich sind. Viele sind für Aroma und Geschmack verantwortlich und werden zudem als Ursache für die positiven Effekte des Kaffees betrachtet. Chlorogensäure, Trigonellin und diverse Karamellisationsprodukte sind nur einige davon.

Doch was ist die ideale Menge an Kaffee? Zunächst hängt das davon ab, wie gut Sie Kaffee und Koffein vertragen. Man kann zwar auch entkoffeinierten Kaffee trinken – dieser hat ebenfalls positive Wirkungen –, doch entkoffeinierter Kaffee ist oft chemisch behandelt und kann daher Rückstände von bestimmten Chemikalien enthalten (wobei das auch für regulär produzierten Kaffee gelten kann, in Abhängigkeit von der Herstellungsweise). Aber ehe es bei Ihnen aufgrund von Koffein zu Schlafstörungen, Zittern oder Nervosität kommt, ist entkoffeinierter Kaffee zu bevorzugen.

In diesem Kontext rate ich zu einer Trinkmenge von bis zu

fünf Tassen, wobei schon eine einzige Tasse viele Vorzüge für Ihre Gesundheit und für den männlichen Hormonspiegel hat. Aber meiden Sie bitte die modernen Kaffeekreationen: Hier werden oft größere Mengen an Sirup, Zucker und künstlichen Geschmacksverstärkern beigemengt, was die Gesundheitsvorteile schmälert, wenn nicht sogar zunichtemacht. Wenn gesüßt werden soll, dann verwenden Sie bitte Honig, und nutzen Sie so wenig Milch wie möglich, da Milch von manchen Forschern als kritisch für Testosteron angesehen wird. Probieren Sie stattdessen Hafer- oder Mandelmilch.

Tipp 21: Essen Sie mehr Zwiebeln

Zwiebeln sind über die ganze Welt verbreitet und mittlerweile Bestandteil fast jeder Esskultur. Die Speisezwiebel, botanisch unter ihrem lateinischen Namen *Allium cepa* bekannt, kommt in mehr als 100 verschiedenen Formen, Farben und Größen vor. In den meisten Einkaufsläden kann man unter verschiedenen Sorten seine Lieblingszwiebeln aussuchen.

Sie wird seit Jahrtausenden genutzt, selbst im Grab von Pharaonen wurden Zwiebelreste nachgewiesen. Sie diente schon vor mehr als 3500 Jahren nicht nur als Gewürz, sondern auch als Heilpflanze und wurde gegen Geschwülste, Infektionen, Insektenstiche und Herzleiden eingesetzt.

Tatsächlich kann die Zwiebel krebshemmend wirken und das Herzinfarktrisiko vermindern. Sie stärkt die Knochen und hilft auch gegen Entzündungsprozesse, da sie antibakteriell wirkt. Die Gedächtnisleistung bessert sich, und auch Atemkranke profitieren von ihr. Doch nur die wenigsten wissen, dass Zwiebeln, ob nun als Gewürz oder in Form eines Extrakts, die Männlichkeit stärken kann. Nicht nur in Tierversuchen, sondern auch beim Menschen hat man im Zusammenhang mit der Zwiebel eine Erhöhung des Testosterons aufzeigen können und damit verbunden eine verbesserte Lebensqualität.

Als Gewürz ist die Zwiebel ein Aphrodisiakum, aber manche schwören auch auf die sexualitätssteigernde Wirkung des Zwiebelsafts (er wird durch Auskochen von Zwiebeln gewonnen), wobei einige diesem noch Honig beimischen, was einen eigentümlichen Geschmack ergibt, wie ich finde. Eine andere Form, die als Aphrodisiakum betrachtet wird, ist ein aus Indien stammendes Rezept: Man brät Zwiebeln mit Butter an und mengt auch hier etwas Honig bei.

Es gibt derart viele Stoffe in Zwiebeln, dass noch unklar ist, welcher genau für die positiven hormonellen Folgen verantwortlich ist. Es könnte das Antioxidans Quercetin sein oder auch eine Reihe organischer Schwefelverbindungen wie Isoalliin oder Alliin, die für den charakteristischen Geschmack, Geruch und bisweilen lokal irritierende Eigenschaften verantwortlich sind. Die Wirkung jedenfalls entfaltet sich über durchblutungsfördernde Effekte im Hoden, sodass die Testosteronproduktion in den Leydig-Zellen angeregt wird.[128] Eine Portion Zwiebeln – und damit mehr Mann sein? Überraschen Sie Ihre Partnerin oder Freundin und kochen Sie ihr eine Mahlzeit, aber vergessen Sie dabei die Zwiebeln nicht!

Tipp 22: Probieren Sie Ingwer

Ingwer wird seit Jahrtausenden als Heilpflanze genutzt, so auch heute in der modernen Medizin. Beispiele sind seine Anwendungen gegen Übelkeitssymptome bei Schwangeren (*Hyperemesis gravidarum*)[129] oder zur Vorbeugung gegen Übelkeit und Erbrechen nach Chemotherapiegabe.[130] Manche wiederum nutzen ihn, um Schmerzen zu lindern, während andere mit ihm erfolgreich Übergewicht reduziert haben.[131] Doch was ist eigentlich Ingwer?

Botanisch kennt man ihn als *Zingiber officinale*. Als Gewürz erfreut er sich hierzulande zunehmender Beliebtheit und ist trotz seines tropischen Ursprungs mittlerweile in vielen Läden und Supermärkten erhältlich. Wer von Ingwer redet, meint übrigens meistens seine unterirdische Knolle, also das Rhizom. Der Geschmack ist würzig-scharf, wobei an erster Stelle Inhaltsstoffe wie Gingerol, Zingiberen, Shogaol, aber auch Harzsäure und ätherische Öle dafür verantwortlich zeichnen. Weiterhin enthält er eine Vielzahl an Vitaminen, Mineralsalzen und anderer Spurenelemente, die in zum Teil hohen Mengen vorkommen.

Forscher haben mit genau diesem Ingwer beziehungsweise Extrakten des Rhizoms nicht nur die obengenannten Wirkungen nachgewiesen, sondern auch eine Steigerung des Testosteronspiegels. Letzteres geschieht über vielfältige Mechanismen wie dem Unschädlichmachen gefährlicher Stoffe (Oxidantien), dem vermehrten Ausschütten des Hormons LH (luteinisierendes Hormon) und damit der Ankurbelung der Testosteronproduktion wie auch einer Verbesserung der Durchblutung und damit der Stoffwechsellage der Zellen im Hodenbereich.[132]

Auch wenn die Untersuchungen vorwiegend noch auf Tiermodelle begrenzt sind, sollte es nicht schwerfallen, ein- oder zweimal in der Woche Ingwer zu sich zu nehmen. Gerade wenn es Ihnen schmecken sollte, gibt es mittlerweile so viele Darreichungsformen, dass Sie Ingwer leicht in Ihren Alltag einbauen können. Ob nun als selbst gemachten Ingwertee oder als fertige Getränke (wie zum Beispiel Ginger Ale oder Ingwerbier), als Ingwerkonfitüre oder als eingelegter Ingwer – für (fast) jeden Geschmack ist etwas dabei. Probieren Sie Ingwer aus!

Tipp 23: Meiden Sie bestimmte Nahrungsmittel

Manche Nahrungsmittel enthalten Stoffe, die testosteronsenkend sein können. Diese Wirkung kommt über eine ganze Reihe von Mechanismen zustande. Zuallererst geht es um die Menge, die Sie von dem jeweiligen Lebensmittel einnehmen. Wenn Sie zum Beispiel nur eine kleine Menge Sojamilch einmal die Woche trinken, dann hat das keine nennenswerte Auswirkung auf Ihren Testosteronspiegel. Anders ist es hingegen, wenn Sie Soja täglich in größeren Mengen essen – dann kann und wird das hormonelle Auswirkungen haben.

Doch unumstritten ist die Forschung auf diesem Gebiet nicht. Deshalb liste ich nur einige wenige Lebensmittel auf, bei denen es starke Hinweise auf testosteronsenkende Wirkungen gibt. Betont werden muss, dass selbst die veröffentlichten Untersuchungen zu diesen Themen noch von vielen Spezialisten kontrovers diskutiert werden. Deshalb sollte die folgende Liste nicht als endgültig betrachtet werden:[133]

- **Lakritze**: Sie wird aus den Wurzeln der Pflanzenart »Echtes Süßholz«, *Glycyrrhiza glabra*, gewonnen. Wegen der höheren Konzentrationen von Glycyrrhizin und Glycyrrhetinsäure, die Lakritze unter anderem auch den typischen Geschmack geben, kann sie bei hohen Mengen auch den Testosteronspiegel absenken.
- **Pfefferminze** bzw. **Minze** im Allgemeinen: Es ist zwar eher unwahrscheinlich, dass Sie so viel Minze beziehungsweise Pfefferminze zu sich nehmen können, dass das hormonelle Auswirkungen hat, dennoch ist Vorsicht angeraten. Statt mehrmals am Tag Pfefferminztee zu trinken, sollten Sie beispielsweise Kaffee vorziehen.
- **Soja**: Es ist mittlerweile ein regelrechter Streit unter Wissenschaftlern entbrannt, inwieweit sich Soja, Sojaprodukte und bestimmte Sojainhaltsstoffe (hier vor allem Genistein und Daidzein) negativ auf Testosteron auswirken können und den Östrogenspiegel erhöhen. Aktuell würde ich Sojaprodukte meiden oder in geringen Mengen verzehren.[134]
- **Glänzender Lackporling**: Dieser Pilz, *Ganoderma lucidum*, wächst oft in der Nähe von Bäumen oder in Wäldern. Er wird nur selten als Speisepilz verwendet, gelegentlich als Arzneimittel vor allem in der chinesischen Medizin. Er hat unter 20 untersuchten Pilzen die stärksten testosteronsenkenden Eigenschaften.

Um es nochmals zu betonen: Diese Nahrungsmittel müssen nicht ausdrücklich gemieden werden, doch größere Mengen können sich negativ auf den Testosteronspiegel auswirken. Natürlich könnten noch andere Nahrungsmittel aufgelistet werden, doch sie werden aktuell noch zu kontrovers diskutiert. Es gilt, weitere Untersuchungen abzuwarten.

Tipp 24: Fasten Sie nur unter bestimmten Bedingungen

Fasten erfreut sich – zu Recht, wie ich aus den Erfahrungen in meiner Praxis und auch an mir selbst weiß – zunehmender Beliebtheit. Einige Sportler empfehlen es mittlerweile auch zur Steigerung sportlicher Höchstleistungen und in diesem Zusammenhang zur Steigerung des Testosteronwerts. Vor allem das intermittierende Nachtfasten scheint derzeit immer beliebter zu werden. Jedenfalls gibt es in den letzten Jahren immer mehr Berichte und Studien über das Intervallfasten.

Zunächst zum Thema Fasten: Viele assoziieren damit eine religiöse Tradition. Das ändert sich allmählich, denn immer mehr Menschen entdecken Fasten für sich ohne einen spirituellen Rahmen. Obwohl es eine Vielzahl an unterschiedlichen Fastengewohnheiten gibt, möchte ich mich hier nur auf drei Modelle beschränken:

- **Nachtfasten** bzw. **nächtliches Fasten:** Das ist eine zeitlich begrenzte Form des Fastens. Man isst, wie man es im Alltag tut, doch ab einer bestimmten abendlichen Uhrzeit wird nichts mehr gegessen und nur noch Wasser, Mineralwasser und gegebenenfalls ungesüßter Tee zu sich genommen. Erst ab einer bestimmten Uhrzeit am nächsten Morgen darf wieder gegessen werden. Zwölfstündiges Nachtfasten ist oft die Regel, also nichts zu essen von 18 bis 6 oder von 20 bis 8 Uhr. Dieses Modell kann zur Testosteronsteigerung ausprobiert werden.
- **»Eat stop eat«-Methode:** Das Iss-stopp-iss-Fastenmodell wird oft auch als Alternierendes-Fasten-Modell

(»Alternate Day Fasting«) bezeichnet. Hierbei isst man an einem bestimmten Tag wie gewohnt, schränkt dann aber am darauffolgenden Tag die aufgenommene Menge drastisch ein oder verzichtet sogar vollständig auf jegliche Nahrung. Auch hier darf man weiterhin Wasser, Mineralwasser und ungesüßten Tee trinken. Am darauffolgenden Tag darf dann wieder regulär gegessen werden, um am nächsten Tag erneut zu fasten und so weiter und so fort.

- **5:2-Intervallfasten:** Bei dieser Fastenmethode isst man an fünf Tagen die Woche wie üblich, an den anderen beiden wird die Nahrungszufuhr auf ein Viertel des Tagesbedarfs gedrosselt, also auf knapp 600 Kilokalorien bei Männern und auf 500 Kilokalorien bei Frauen. An diesen Fastentagen werden vor allem Suppen, Tees, Sprudel oder Wasser eingenommen.

Diese drei Fastenmodelle sind mittlerweile von der Wissenschaft gut erforscht worden. Die Gesundheitsvorteile sind klar belegt,[135] wie beispielsweise niedrigere Entzündungszeichen, bessere Fettwerte und ein reduziertes Gewicht. Doch wie steht es um das Testosteron?

Wer über mehrere Tage fastet, also keine Nahrung zu sich nimmt, bei dem sinkt nicht nur der Testosteronspiegel, sondern auch das luteinisierende Hormon, das für die Produktion des männlichen Botenstoffs verantwortlich ist. Eine mehrtägige Nahrungskarenz ist für den Körper also eine Stressreaktion, wie man es an Blutwerten und dem Anstieg des Kortisolspiegels nachweisen kann.[136] Der Körper stellt auf eine Art Mini-Winterschlaf um, Testosteron mit all seinen muskelaufbauenden und fortpflanzungsdienenden Funktionen wird in geringerem Maße gebraucht, und seine Konzentration sinkt entsprechend ab. In vielen Fällen beginnt dann neben dem Fett- auch ein Muskelabbau.

Längeres, mehrtägiges Fasten schadet also dem Testosteron mehr, als es hilft. Anders ist es hingegen bei kürzeren Fastenperioden, und hier vor allem beim nächtlichen Fasten. Denn was viele oft nicht wissen: Wer Nahrung zu sich nimmt, also etwas isst, der senkt oft seinen Testosteronspiegel für einige Stunden ab. Vor allem wenn die Nahrung viel Zucker enthält, ist dieser Effekt ausgeprägt, kann aber auch bei anderen Bestandteilen unserer Nahrung auftreten.[137]

Wie schon weiter oben dargestellt, regeneriert sich der Testosteronspiegel nachts, um dann am folgenden Morgen wieder sein Tagesmaximum zu erreichen. Wer dann spätabends – oder gar nachts – noch eine Mahlzeit zu sich nimmt, der verzögert diese Regeneration. Das kann so weit gehen, dass sich das Testosteron am nächsten Morgen trotz genügenden Schlafs nicht ausreichend regeneriert hat. Somit startet ein Mann dann seinen Tag mit einem niedrigeren Wert. Er hätte das vermeiden können, wenn er statt einer späten abendlichen oder nächtlichen Mahlzeit nur Wasser, Mineralwasser oder ungesüßten Tee zu sich genommen, also zehn, zwölf oder 14 Stunden gefastet hätte.

Es bleibt also abschließend festzuhalten: Nicht länger andauerndes, sondern nächtliches Fasten scheint von Vorteil zu sein, und hier sollte idealerweise zwischen zehn und maximal 14 Stunden gefastet werden. So profitiert nicht nur Ihre Gesundheit, sondern auch Ihr Testosteron.

Tipps 25–36: Nahrungsergänzungsmittel

Nach den wichtigen Ratschlägen zur Steigerung Ihres Testosterons wie auch zur Verbesserung Ihrer Gesundheit, die sich vor allem auf Veränderungen Ihres Alltags oder Ihrer Essgewohnheiten bezogen haben, soll es im Folgenden um gut ein Dutzend wahrscheinlich testosteronsteigernder Nahrungsergänzungsmittel gehen. Der Markt für diese boomt regelrecht, das Wachstum scheint derzeit keine Grenzen zu kennen. Es gibt mittlerweile kaum noch Ratgeber, Artikel oder Internetseiten zu Testosteron, die nicht in irgendeiner Form Nahrungsergänzungsmittel thematisieren. Diese werden dann häufig als Testosteron-Booster verkauft, in vielen Fällen aus mehreren Substanzen zusammengemischt und manchmal auch mit den englischen Bezeichnungen *supplements* oder *supp* versehen.

Doch was sind überhaupt Nahrungsergänzungsmittel? Es handelt es sich dabei um Stoffe, die weder ein Lebensmittel noch ein Arzneimittel sind, sondern fast immer ohne Rezept, also frei erhältlich sind. Es sind im Regelfall eine oder mehrere chemische Stoffe, die in Tabletten-, Pillen- oder flüssiger Form verkauft werden und denen bestimmte Gesundheitsvorteile nachgesagt werden, wobei im Regelfall kaum bestätigende Forschungsergebnisse vorliegen.

Es sind also oftmals Stoffe ohne klare wissenschaftliche Basis, was aber nichts daran ändert, dass sie derzeit sehr beliebt sind. Bei den nächsten 13 Ratschlägen soll deshalb etwas Klarheit geschaffen werden zur Wirkungsweise der Nahrungsergänzungsmittel. Ich habe sie ausgewählt, weil ich sie unter Umständen als empfehlenswert ansehe, wobei natürlich noch viele weitere Mittel genannt werden könnten, deren Wirkung auf Testosteron bisher aber nicht belegt ist.[138]

Tipp 25: Probieren Sie Zink

Zink erfreut sich großer Beliebtheit bei Sportlern, aber auch bei Männern, die ihre Männlichkeit verbessern wollen. Wer mit Bodybuildern spricht, wird viel von Zink hören und dessen positive Auswirkungen auf den Muskelaufbau.

Zink ist tatsächlich in gewissen Mengen lebenswichtig. Da die täglich benötigten Mengen überschaubar sind (etwa 10 mg pro Tag), wird es als Spurenelement bezeichnet. Es kann vom Körper nur sehr begrenzt gespeichert werden, deshalb sind wir Menschen auf eine regelmäßige Zufuhr angewiesen. Es kommt vor allem in Nüssen, Fleischprodukten, Meeresfrüchten, vielen Gemüsearten, aber auch in Pilzen und Milchprodukten vor. Trotz dieser weiten Verbreitung ist laut Schätzung der Weltgesundheitsorganisation WHO bis zu einem Drittel der Weltbevölkerung von Zinkmangel betroffen. Das trifft insbesondere auf Menschen zu, die sich einseitig und fleischarm ernähren.

Doch ohne Zink funktioniert vieles im Körper nicht mehr so reibungslos wie sonst.[139] Beispielsweise unterstützt Zink das Immunsystem, weshalb es von vielen Ärzten bei ersten

Zeichen einer Infektion oft empfohlen wird – zusammen mit Vitamin C kann es die Dauer und Schwere einer Erkältung zum Teil deutlich mildern und abkürzen. Weiterhin spielt es eine wichtige Rolle für Haut und Haare, aber auch für die Denkleistung.

Doch auch für die Hormonregulation ist es wichtig: Bei Zinkmangel sind oft die Fruchtbarkeit und die Testosteronproduktion eingeschränkt. Deshalb wird es gern von Sportlern eingesetzt – manche von ihnen haben einen nicht diagnostizierten Zinkmangel. Hier wirkt es testosteronsteigernd. Da heutzutage viele Menschen Fertigprodukte oder Lebensmittel ohne ausreichende Zinkmengen essen (auch auf Vegetarier und Veganer kann das zutreffen, sollten sie nicht auf dieses Spurenelement achten), kann selbst bei gesund wirkenden Sportlern ein Zinkmangel auftreten.[140]

Nun könnten Sie natürlich Ihre Blutwerte bestimmen und so neben dem Testosteronspiegel auch den von Zink feststellen lassen. Das wäre in der Tat das vernünftigste Vorgehen, doch ist es aufwendig und erfordert mehrere Blutentnahmen und Besuche bei einem Arzt. Deshalb nehmen viele einfach Zinkpräparate ein, was langfristig, also über Monate und Jahre hinweg, auch negative Auswirkungen haben kann – es gibt auch ein Zuviel des Guten. Doch kurzfristig sollte Zink durchaus versucht werden, um Ihren Testosteronwert zu erhöhen.

Tipp 26: Nehmen Sie Magnesium ein

Magnesium ist ebenfalls ein Spurenelement und ein wichtiger Stoff für unseren Körper. Es kommt überall in uns vor, in jeder Zelle, jedem Gewebe und jedem Organ. Ohne es können vielfältige Stoffwechselreaktionen nicht ablaufen, sei es die Energiegewinnung in der Zelle, das Schlagen unseres Herzens oder die Fähigkeit der Muskulatur, sich zusammenzuziehen. Wer einen schweren Magnesiummangel hat, ist nicht nur sehr schwach und müde, sondern deutlich beeinträchtigt in seinem Alltag, manchmal sogar lebensbedrohlich krank.

Ein Mangel tritt aber selten auf, weil Magnesium in einer Vielzahl von Nahrungsmitteln vorkommt. Zu nennen sind hier die meisten Nussarten, Meeresfrüchte, Cerealien, aber auch diverse Gemüsesorten wie Spinat, Salat, Kohl oder Brokkoli. Wer sich ausgewogen ernährt, leidet unter Magnesiummangel vor allem nur bei schweren Nieren- oder Darmstörungen. Doch da immer mehr Menschen sich zu einseitig ernähren, kommt Magnesiummangel immer häufiger vor.

Ähnlich wie im Falle von Zink sind die menschliche Sexualität, Fruchtbarkeit und der Hormonhaushalt von ausreichenden Magnesiummengen abhängig. Das ist auch der Grund, wieso eine mehrwöchige Einnahme dieses Spurenelements bei vielen Männern den Testosteronspiegel verbessert – sie hatten vorher zumeist einen nicht diagnostizierten Magnesiummangel.[141] Gerade die sportlich aktiveren Männer profitieren am meisten von einer solchen Einnahme, denn Muskeltätigkeit verbraucht Magnesium. Aber seien Sie gewarnt – ab einer täglichen Dosierung von mehr als 500 Milligramm tritt oft Durchfall als Nebenwirkung auf.

In vielen Nahrungsergänzungsmittelpräparaten wird deshalb Magnesium gern mit Zink und weiteren Stoffen wie zum Beispiel Folsäure vermengt. Das ist dann Medizin nach dem Streuschussprinzip: Viele Stoffe werden eingenommen, einer davon wird wohl schon wirken. Das wäre nicht mein Vorgehen, denn ich bevorzuge eine genau auf ein Problem gezielte Therapie. Doch zunächst würde ich zu einem Gespräch mit Ihrem Arzt raten und bei Verdacht oder Bestätigung eines Testosteronmangels dann durchaus auch Magnesium probieren.

Tipp 27: Nehmen Sie Bor ein

Kennen Sie Bor? Eher nicht, oder? Das ist auch in Ordnung, denn viele Ärzte und Ernährungswissenschaftler kennen sich ebenfalls nur begrenzt mit diesem Spurenelement aus. Das mag auch daran liegen, dass es nur selten in Artikeln oder Diskussionen thematisiert wird. Außerdem wird es nur in raren Fällen bei Blutuntersuchungen bestimmt, was seinen Grund auch darin hat, dass es kaum Labore gibt, die diese Messung durchführen können.

Trotzdem ist es für unsere Gesundheit wichtig – Bor zählt zu den sogenannten essentiellen Spurenelementen. Es kann also nicht vom menschlichen Körper hergestellt, sondern muss von außen zugeführt werden. Wir benötigen also Nahrungsmittel, die es enthalten.

Wofür ist es wichtig? Zunächst für stabile und damit funktionierende Knochen wie auch zur Unterstützung der Wundheilung. Weiterhin wird es in unseren Nervenzellen und damit für unsere Denkleistung benötigt, zudem als Schutz gegen entzündungsbedingte Schäden. Bor unterstützt die Aufnahme von Magnesium und hilft beim Vitamin D-Stoffwechsel mit. Ebenso reguliert es auch den Hormonhaushalt und – hier wird es für Männer wichtig – ist verantwortlich für die Produktion und Freisetzung von Testosteron. Wem Bor fehlt, der kann nicht nur unter Mangelbeschwerden leiden, sondern auch Hypogonadismus entwickeln.

Deshalb nehmen manche Männer 1 bis 2 mg Bor täglich ein, wobei das auch in diesem Fall nicht alle positiv sehen. Denn eine jahrelange Einnahme kann auch Nebenwirkungen haben, weshalb es viel angemessener ist, Sie nehmen vielleicht nur vorübergehend eine solche Menge ein und stellen dann auf borhaltige Nahrungsmittel um. Denn mit knapp 100 Gramm folgender Lebensmittel haben Sie im Regelfall Ihren Tagesbedarf schon mehr als gedeckt:[142]

- Avocado
- Erdnüsse
- Pflaumen
- Traubensaft bzw. Rotwein
- Rosinen
- Aprikosen (vor allem getrocknete, da Bor hier in höheren Konzentrationen vorkommt)
- Nüsse wie Mandeln, Pistazien, Cashew-, Hasel- oder Walnuss

Tipp 28: Überprüfen und erhöhen Sie Ihren Vitamin-D-Spiegel

Wir Menschen brauchen das Sonnenlicht für unsere Gesundheit, aber wenn es zu viel oder zu stark ist, kann es negative Auswirkungen haben. Man denke nur an vorzeitige Hautalterung, Hautkrebs oder lichtbedingte Sehstörungen wie den grauen Star.

Doch während die Menschen früher zu viel in der Sonne waren, tritt heutzutage eher das Gegenteil ein: Viele sind zu selten im Freien. Das liegt am veränderten Freizeitverhalten, immer mehr Menschen verbringen viele Stunden vor einem Bildschirm – in Deutschland mehr als sechs Stunden pro Tag,[143] in Österreich, Luxemburg und der Schweiz etwas weniger. Die COVID-19-Pandemie hat diesen Trend noch verschlimmert.

Dabei hat dieses Zuwenig an Sonnenlichtzeit negative Folgen für unsere Gesundheit und kann zu einem Mangel an Vitamin D führen. Denn Sonnenstrahlen sind verantwortlich für die Bildung von Vitamin D in unserer Haut (strenggenommen von Vitamin D_3), einem Vitamin, das nur unzureichend in unserer Nahrung vorkommt, unser Körper aber in ausreichender Menge benötigt.

Vitamin D wirkt verjüngend auf viele Organe, da es unsere Knochen, unser Herz, unsere Muskulatur, unsere Blutgefäße und auch unsere Psyche vital und gesund erhält. Und: Es spielt eine wichtige Rolle bei der Regulierung und Herstellung von Testosteron. Wenn es in zu niedriger Konzentration vorkommt, ist auch der Testosteronwert erniedrigt und umgekehrt.[144]

Das ist ein Problem, weil viele Menschen im deutschsprachigen Raum unter einer Unterversorgung leiden. So haben etwas mehr als die Hälfte aller in Norddeutschland lebenden Menschen einen niedrigen Vitamin-D-Blutwert.[145] Einige Beschwerden, die dann auftreten können, sind Müdigkeit, Schlafstörungen, Konzentrationsprobleme, Antriebslosigkeit, aber auch Muskelschwäche und -krämpfe.

Viele dieser Symptome ähneln denjenigen eines Testosteronmangels. Daher gehen manche meiner ärztlichen Kollegen dazu über, den Vitamin-D-Spiegel und den Testosteronwert gleichzeitig zu kontrollieren. Andere empfehlen auch einfach die Einnahme von Vitamin-D-Tabletten für einige Monate, gerade in der Winterzeit. All das kann helfen.

Doch wie bei den allermeisten hier vorgestellten Nahrungsergänzungsmitteln ist auch die Wirksamkeit von Vitamin D nicht ganz unumstritten. Nach meiner Erfahrung wird eine mehrmonatige Einnahme in den allermeisten Fällen problemlos toleriert, und deshalb spricht nichts dagegen, Vitamin D zur Testosteronsteigerung zu nutzen. Allerdings sollte eine ärztliche Begleitung mit regelmäßiger Kontrolle der Blutwerte die Behandlung ergänzen.[146]

Vor allem aber schadet es einem Menschen nicht, wenn er sich im Freien aufhält, also sich auf natürliche Art und Weise mit Vitamin D eindeckt. Natürlich sollte exzessives Sonnenlicht mit entsprechenden Hautschäden gemieden werden, aber das ist heutzutage mit vielen Hilfsmitteln oder einfach der Meidung der starken Mittagssonne im Sommer möglich. Sie kennen das sicherlich auch: Sonnenlicht setzt glücklich machende Stoffe (Endorphine) frei, Körperprozesse laufen dadurch oftmals besser ab, und man fühlt sich einfach glücklicher draußen in der Sonne. Also: Hinaus ins Freie!

Tipp 29: Versuchen Sie D-Asparaginsäure

D-Asparaginsäure ist eine Aminosäure, die in höheren Konzentrationen im Gehirn, aber auch beispielsweise in den Hoden vorkommt. Sie spielt sowohl als Neurotransmitter als auch bei der Freisetzung des Testosterons eine wichtige Rolle.

D-Asparaginsäure erfreut sich größerer Beliebtheit unter Sportlern und Bodybuildern. Bei vielen auf Nahrungsergänzungsmittel und Muskelaufbau spezialisierten Anbietern finden sich mit großer Sicherheit Präparate mit D-Asparaginsäure. Manchmal werden diese auch unter ihren englischen Namen *D-Aspartate, Aspartate* oder *D-Aspartic Acid* vertrieben. Dosierungen im Grammbereich sind die Norm, wobei oft knapp 3 Gramm pro Tag empfohlen werden.

D-Asparaginsäure ist zu unterscheiden von der L-Asparaginsäure. Beide sind wie chemische Zwillinge, die sich nur geringfügig, und zwar in ihrer Struktur, voneinander unterscheiden. Während das D für (lateinisch) rechtsdrehend steht, steht das L für linksdrehend. Unser Körper kann L-Asparaginsäure in D-Asparaginsäure umwandeln, weil aber das Enzym Aspart-Racemase nicht in hohen Konzentrationen vorliegt, kann es zu einer Unterversorgung mit D-Asparaginsäure kommen. Deshalb empfiehlt sich manchmal eine direkte Einnahme der D- statt der L-Asparaginsäure.

Die Hinweise auf testosteronsteigernde Auswirkungen sind mittlerweile gut belegt, nicht nur in Tiermodellen, sondern auch an menschlichen Probanden. Hierbei scheint die D-Asparaginsäure auf mehreren Ebenen zu wirken: einerseits durch eine Erhöhung der Botenstoffe Gonadoliberin und luteinisierendes Hormon, welches wiederum zur Testosteronherstellung und -freisetzung anregt. Anderseits durch eine größere Zufuhr von Cholesterin in Zellen des Hodens, woraus dann vermehrt der männliche Botenstoff hergestellt werden kann.[147]

Wenn daher Sportler und Bodybuilder bei D-Asparaginsäure von einem Testosteron-Booster reden, dann scheint das richtig zu sein. Eine Einnahme über einige Wochen kann durchaus angeraten sein, mit der mittlerweile bekannten Einschränkung von mir: Sie sollten das stets vorher mit Ihrem Arzt besprechen.

Tipp 30: Nehmen Sie Ashwagandha ein

Seit Jahrtausenden wird Ashwagandha, bekannt unter den Namen Schlafbeere, Winterkirsche, indischer Ginseng oder *Withania somnifera*, als Medizin eingesetzt. Teile der Wurzel, manchmal aber auch Blätter, Beeren oder Samen werden geerntet und zu einem Puder verarbeitet, gelegentlich auch zu einem Tee. Heutzutage findet man ihn auch in Tablettenform gepresst vor.

Ashwagandha wird bei einer Vielzahl von Beschwerden eingesetzt: Diabetes mellitus, altersbedingte Senilität (Alzheimer-Demenz), Gedächtnisstörungen, entzündungsbedingte Krankheiten, Gelenkbeschwerden, zudem zur Vorbeugung von Herzinfarkten, Infektionen oder Krebs. Weiterhin ist es sehr beliebt als Mittel gegen chronischen Stress, weil Ashwagandha beruhigende Effekte zugesprochen werden.

Das hat mit vielen seiner Wirkstoffe zu tun: Quercetin, Kaempferol, Withaferin A, Whitanin, Somniferon, Withanolide oder andere chemische Stoffe. Diese Symphonie von gesund machenden und positiv wirkenden Stoffen hilft in vielen Situationen. Die Schlafbeere hat im Regelfall weder Nebenwirkungen noch bedeutende Wechselwirkungen mit anderen Arzneimitteln.[148]

Jüngst hat man bei Ashwagandha auch eine potenzsteigernde Wirkung aufzeigen können. Nicht nur, dass sexuelle Störungen verschwanden und vorher kinderlos gebliebene Paare Eltern werden konnten, auch Spermienzahl und -funktion besserten sich. Das Testosteron stieg zum Teil deutlich an.[149]

Dabei scheint die Schlafbeere ihre positive Wirkung über eine Vielzahl von Mechanismen zu entfalten. Erstens verhindert sie zelluläre Schäden an den Hoden- und Samenzellen. Zweitens bessert sich chronischer Stress, was dann wiederum zu einer verbesserten Testosteronproduktion führt. Drittens scheinen auch Entzündungsprozesse abzunehmen, was ebenfalls positiv für den Hormonhaushalt ist.[150]

Daher sollte ein Mann, der sein Testosteron erhöhen will, auch eine Einnahme von Ashwagandha erwägen. Wiederum sollten Sie das vorher mit Ihrem Hausarzt oder Apotheker besprechen und auch Ihren Testosteronwert bestimmen lassen, um abschätzen zu können, wie groß die Wirkung ist. Aber ich denke, Sie werden einen Unterschied bemerken.

Tipp 31: Erwägen Sie Mucuna

Auch eine Pflanze mit dem eigentümlichen Namen »Juckbohne« – die Haare um ihre Früchte können bei Kontakt zu einem starken Juckreiz führen – erfreut sich einiger Beliebtheit unter Sportlern. *Mucuna pruriens* heißt diese Pflanze. Sie produziert Samen, die man verarbeiten, zu einem Puder zerreiben und hernach als Tablette gepresst kaufen kann. Während sie vor allem von Menschen mit *Morbus Parkinson* eingesetzt wird – die Juckbohne enthält auch einen Stoff, der diese neurologische Erkrankung bessern kann und ähnlich wie Dopamin wirkt –, stellen immer mehr Männer fest, dass sie ihnen auch beim Mannsein hilft.

Das hängt damit zusammen, dass die Juckbohne die Herstellung von Testosteron ankurbelt.[151] Die zugrunde liegenden und nachgewiesenen Wirkungen wurden bisher vor allem in Tiermodellen aufgezeigt[152] Wenngleich die Pflanze vor allem in den Tropen wächst, ist sie aufgrund ihrer zunehmenden Beliebtheit mittlerweile ohne große Probleme auch bei uns in Europa erhältlich.

Da ihre Samen bei nicht sachgerechter Herstellung – sie muss länger als 48 Stunden im Wasser eingeweicht und mindestens 30 Minuten gekocht werden – giftig sein können, sollte man auf zertifizierte Präparate zurückgreifen. Nebenbei bemerkt: Manche nutzen sie als Rauschgift (wobei dieses dann anders hergestellt wird), weshalb man beim Kauf, vor allem via Internet, sehr vorsichtig sein sollte, um nicht versehentlich ein falsches oder gar illegales Produkt zu erhalten. Zwei weitere und wichtige Fragen sind: Handelt es sich um einen seriösen Hersteller? Wird das Produkt als Testosteron-Booster angeboten?

Angesichts dieser etwas komplexeren Umstände rate ich zu Vorsicht. Mucuna kann zwar den Testosteronspiegel erhöhen, aber dafür brauchen Sie eine Medizinform, die sicher und lizenziert ist, um Nebenwirkungen oder toxische Wirkungen zu meiden. Mit anderen Worten: Mucuna kann erwogen werden, hier aber sollte man idealerweise mit jemandem zusammenarbeiten, der sich mit dem Präparat auskennt.

Tipp 32: Setzen Sie Bockshornklee ein

Bockshornklee ist eine Pflanze, die im Süden des deutschsprachigen Raums auf natürliche Weise vorkommt. Ursprünglich stammt sie aus dem Mittelmeerraum, hat sich aber mittlerweile weltweit verbreitet.

Sie wird seit der Antike für verschiedene Krankheiten und bei Problemen beim Stillen eingesetzt. Bekannt ist der Hülsenfrüchtler unter verschiedenen Namen wie Kuhhornklee, Siebenzeit, »Feine Grete«, Hirschwundkraut, Bockshornklee, aber auch unter der englischen Bezeichnung *Fenugreek*, die sich vom botanischen Namen *Trigonella foenum-graecum* ableitet.

Bockshornklee ist im englischsprachigen Raum überraschend beliebt, was auch daran liegen könnte, dass es mittlerweile vermehrt Studien aus dem englischsprachigen Raum zur Wirksamkeit gibt. So findet sich beispielsweise eine Untersuchung aus Australien, die einen Anstieg des Testosterons aufzeigen konnte, wie auch eine Zunahme der sexuellen Lust und der Potenz. Auch die Muskelmasse nahm zu, während das Fettgewebe abnahm.[153]

Besonders beliebt ist die Kombination von Bockshornklee mit anderen Testosteron-Boostern wie zum Beispiel Protodioscin, dem Hauptwirkstoff von *Tribulis terrestris* (dazu in einem späteren Tipp mehr), oder Zink. Fenuside sieht man als Hauptwirkstoff im Bockshornklee an, weshalb manchmal auch mit diesem Namen oder Wirkstoff geworben wird.

Insgesamt kann Bockshornklee als positiv gewertet werden und als Testosteron-Booster versucht werden.[154] Doch wie stets würde ich zum Gespräch mit einem Experten und Arzt raten und erst dann, wenn Sie grünes Licht bekommen haben, das Präparat mit Verlaufskontrolle des Testosteronblutwerts einnehmen.

Tipp 33: Versuchen Sie Pinienrindenextrakt mit Arginin

Pinienrindenextrakte beziehungsweise die Rinde französischer Pinien sind schon seit Jahrhunderten bekannt, doch in den 70er-Jahren des vorigen Jahrhunderts fand eine Art Renaissance statt. Einzelne Stoffe der Pinienrinde wurden zunächst isoliert, dann erforscht. Pycnogenol ist einer der bekanntesten von ihnen. Eingesetzt wird es als Antioxidans, Anti-Aging-Mittel, Lungenmittel oder zur Behandlung psychischer Störungen wie der Aufmerksamkeitsdefizit-Hyperaktivitätsstörung. Doch trotz kurzer Beliebtheitswellen gab es bislang keinen Durchbruch, da die Untersuchungen meistens in kleinem Maßstab und nicht besonders langfristig angelegt waren.

Ähnlich verhält es sich mit den Untersuchungen zu Potenz, Fruchtbarkeit und Testosteron. Es gibt kleinere und mittlerweile nicht mehr ganz neue Publikationen, denen zufolge Probanden 80 oder 120 Milligramm Pinienrindenextrakt (Pycnogenol) erhielten, zusammen mit bis zu 3000 Milligramm Arginin. Ergebnis: Besserungen der sexuellen Leistung, der Zufriedenheit und des Testosteronspiegels.[155]

Genügt das, um Pinienrindenextrakt als Mittel Testosteronsteigerung zu empfehlen? Nicht unbedingt, aber da es häufiger erwähnt und genutzt wird und auch recht einfach verfügbar ist, wäre eine Einnahme durchaus vorstellbar. Es stünde jedoch bei den Testosteron-Boostern eher an hinterer denn an vorderer Stelle.

Tipp 34: Erwägen Sie Maca

Mit ähnlich gemischten Gefühlen stehe ich dem Maca als Testosteron-Booster gegenüber, wobei es Erwähnung aus mehreren Gründen verdient: Erstens wird es trotz einer nur begrenzten Datenlage gern und häufig als Testosteron-Booster genutzt. Zweitens hat es andere medizinische Vorteile. Drittens ist es voll von Antioxidantien, Spurenelementen und anderen Vitaminen, die sich allesamt positiv auf unseren Stoffwechsel und Hormonhaushalt auswirken können.

Die Maca-Pflanze, botanisch unter den Namen der zwei Hauptuntertypen *Lepidum meyenii* und *Lepidum peruvianum* bekannt (wobei sich diese beiden Typen sehr ähneln und von manchen daher fälschlicherweise synonym verwendet werden), wird in den Anden Südamerikas seit Jahrtausenden angebaut. Sie kommt vor allem in Peru vor und wächst dort mit ihrer unterirdischen Knolle insbesondere in höheren Berglagen. Sie ist seit Jahrtausenden schon in der indigenen Medizin als Heilpflanze bekannt, und auch die moderne Medizin hat viele der ihr nachgesagten Gesundheitsvorteile bestätigen können: Sie verbessert das Lernen, das Gedächtnis und das Denken, wirkt stimmungsaufhellend, unterstützt die Heilung von sonnen- oder verletzungsbedingten Hautveränderungen, wirkt Müdigkeit entgegen, bessert den Zuckerstoffwechsel und steigert auch die Libido und die Fruchtbarkeit.

Genau Letzteres ist der Grund, wieso Maca so beliebt als Testosteron-Booster wurde. Denn unbestritten ist, dass die

Pflanze bei Fruchtbarkeits- und Erektionsproblemen helfen, also die sexuelle Lust anregen und das Volumen und die Zahl der Spermien verbessern kann. Allerdings gibt es bisher nur in Tiermodellen Hinweise auf eine testosteronsteigernde Wirkung, für uns Menschen steht der Beleg noch aus.[156]

Da aber diese Pflanze voller positiver Stoffe ist und die Andenbewohner, die sie regelmäßig einnehmen, eine bessere Gesundheit haben, bin ich der Ansicht, dass ein Versuch mit Maca nicht schaden kann. Hierbei können Sie das zermahlene Produkt einnehmen oder aber auch die wenigen Maca-Früchte, die man in Europa im Handel erhält, als Gewürz verwenden.

Tipp 35: Probieren Sie Tongkat Ali

Tongkat Ali stammt ursprünglich aus Südostasien. Mit botanischem Namen wird es als Eurycoma longifolia Jack bezeichnet, wobei es auch weitere Namen gibt, je nach Ursprungsland, wie zum Beispiel Pasak Bumi (Indonesien) oder Cay Ba Bihn (Vietnam). Die Pflanze ist von schmalem und mittelhohem Wuchs, diverse Teile werden medizinisch eingesetzt bei einer Reihe von Beschwerden wie Parasitenbefall, Infektionen, Verdauungsproblemen, Gelenkschmerzen, Müdigkeit, Malaria, Bluthochdruck, aber auch als Aphrodisiakum, also bei fehlender sexueller Lust, bei Unfruchtbarkeit oder Impotenz.

Über den englischsprachigen ist es auch in den deutschsprachigen Raum gekommen und erfreut sich steigender Beliebtheit. Mittlerweile gibt es Tongkat-Ali-Produkte in vielfältigen Zubereitungen: als Pulver, Kapsel oder Flüssigkeit. Mehr als 65 Inhaltsstoffe wurden bisher gefunden wie beispielsweise Eurycomalacton, Eurycomanon oder Pasakbumin-B, doch es ist unklar, welcher davon am wichtigsten ist.[157]

In diversen Publikationen wurde gezeigt, dass nicht nur die männlichen Botenstoffe erhöht, sondern auch die sexuelle Lust und Potenz gesteigert werden kann. Ebenso wurden größere Lebenslust und Vitalität genannt.[158]

Da diese Pflanze importiert werden muss, ist eine Überprüfung des Herstellungsprozesses nicht leicht. Deshalb empfehle ich Ihnen, das Produkt vor dem Kauf nicht nur mit Ihrem Arzt oder Apotheker zu besprechen, sondern auch darauf zu achten, dass es ein Qualitätszertifikat gibt. Dafür genügt oft schon ein Blick auf das Etikett, aber auch eine Anfrage bei einer staatlichen Stelle oder der Gesundheitsbehörde kann hilfreich sein.

Tipp 36: Probieren Sie Tribulis terrestris

Auch *Tribulis terrestris* erfreut sich unter Bodybuildern und Sportlern großer Beliebtheit. Nicht ganz zufällig wird es oft als TT abgekürzt und erinnert somit an das T des Testosterons, wodurch es leichter mit diesem Hormon assoziiert wird. Ich denke, das ist eine geschickte Vermarktungsstrategie.

Der Erd-Burzeldorn, auch unter anderen Namen wie »Erdsternchen« bekannt, wird mittlerweile in vielen Ländern auf fast allen Kontinenten angebaut. Er ist eher kleinwüchsig, trägt gelbe Fruchtblumen und hat eine harte, filzige Haut. In deutschsprachigen Ländern wächst er vor allem in warmen Regionen. Oft ist er dennoch importiert.

Die chinesische Medizin kennt *Tribulis terrestris* als Mittel bei Augenproblemen und Krampfanfällen, während indische

Ärzte nicht nur wassertreibende, sondern auch hormonunterstützende und fertilitätssteigernde Wirkungen schon vor Jahrhunderten beobachteten. Als in den 1970er-Jahren Teile der bulgarischen Olympiamannschaft TT einsetzten – und damals diverse internationale Erfolge feierten – wurde Tribulis terrestris auch in der internationalen Sportszene bekannt.

Mittlerweile gibt es mehrere Untersuchungen zu Tribulus terrestris. Einige, aber nicht alle bestätigen hierbei eine testosteronsteigernde Wirkung, aber im Großen und Ganzen scheint er sich positiv auf die männliche Sexualität und zumindest nicht nachteilig auf den Hormonhaushalt auszuwirken.[159] Meine erste Wahl bei den Nahrungsergänzungsmitteln ist er nicht, wobei ein Problem darin liegt, dass die Dosierung eine große Schwankungsbreite aufweist. Außerdem gibt es aufgrund ihres mittlerweile weltweiten Vorkommens unterschiedliche Ursprünge der Pflanze und damit auch unterschiedliche Anbau- und Verarbeitungsmethoden, was auch auf die Wirksamkeit durchschlägt. Ich neige eher zu regionalem oder europäischem Ursprung, was außer mit den oft strengeren Anbaugesetzen auch mit kürzeren Transport- und Lagerzeiten zu tun hat.

Es ist noch wichtig zu erwähnen, dass Protodioscin der bekannteste Inhaltsstoff von Tribulus terrestris ist. Tribulus terrestris wird ebenfalls gern und dann in Kombination mit anderen Stoffen als Testosteron-Booster empfohlen. Die Wirkung scheint antioxidativ zu sein, aber auch die Durchblutung diverser Organe, einschließlich des Hodens, soll durch es erhöht werden. Das, so wird weiter gemutmaßt, ist der Grund für die positive Wirkung des TT.

Zusammengefasst lässt sich also festhalten: TT ist weit verbreitet, beliebt und muss allein schon deshalb erwähnt werden. Wollen Sie dieses Präparat nutzen, wären ein Gespräch mit Ihrem Arzt sowie die Bestimmung Ihres Testosterons vor und nach mehrwöchiger Einnahme angeraten.

Tipps 37–53: Rauschmittel und ihre Wirkungen

Rauschmittel werden im Allgemeinen negativ betrachtet – zu Recht. Denn Millionen Menschen haben Jahr um Jahr durch Drogenkonsum verheerende Folgen für ihre Gesundheit zu tragen. Der Absturz in die Sucht, der Verlust von Freundschaften, die Zerstörung von Familien – als Arzt bin ich, mit nur wenigen Ausnahmen, für die Vermeidung von Rauschmitteln.

Dennoch kann auch ich nicht leugnen, dass zwei häufig benutzte Substanzen, Alkohol und Zigaretten, in geringer Menge durchaus testosteronerhöhende Effekte haben können. Ein drittes Rauschgift, Cannabis, wird ebenfalls erwähnt, vor allem jedoch, weil es immer beliebter wird. Allerdings hat es negative Auswirkungen auf den männlichen Hormonhaushalt.

Tipp 37: Trinken Sie (nur) gelegentlich Alkohol

Seit Jahren geht der Alkoholkonsum in den deutschsprachigen Ländern zurück, ist aber weiterhin auf hohem Niveau. Noch immer sterben zu viele im Straßenverkehr, verunglücken bei der Arbeit oder im häuslichen Umfeld, weil sie alkoholisiert sind. Oder sie sterben an den Spätfolgen jahre- oder jahrzehntelangen Alkoholkonsums.

Deshalb ist vorsichtig zu differenzieren, wenn ich nun einen der positiven Effekte des Alkohols vorstelle. Denn während eine geringe Menge – wir reden hier von einem Glas Wein oder Bier, bei schweren Menschen auch etwas mehr – sich durchaus positiv auf die Gesundheit und das Testosteron auswirken kann, ist der Konsum größerer Mengen eindeutig schädlich.

Doch zunächst einige Worte zu Alkohol. Chemisch korrekt spricht man von Äthanol. Dieser entsteht bei der Gärung bestimmter Pflanzenprodukte – aus Weintraubensaft wird Wein, aus Wasser, Malz, Hopfen und Hefe Bier, und durch Destillationsprozesse können Schnaps, Wodka, Whiskey und viele weitere hochprozentige Alkoholgetränke aus diversen, meist gegorenen pflanzlichen Säften gewonnen werden.

In größeren Mengen wirkt Alkohol giftig, gerade auch auf die Hoden.[160] Die kritische Grenze scheint, je nach Körpergewicht, bei einem Viertel- bis halben Liter Wein beziehungsweise einem halben bis einem Liter Bier pro Tag zu liegen. In diesem Fall kann Alkohol den Testosteronspiegel erhöhen.

Hierbei ist es aber wichtig, dass man nicht jeden Tag trinkt, sondern mindestens zwei Tage Abstinenz in der Woche einhält, und insgesamt weniger als 14 »durchschnittliche« alkoholische Getränke zu sich nimmt (ein solches entspricht 0,4 Liter Bier, 0,2 Liter Wein oder 5 cl Schnaps). Wenn aber mehr getrunken wird als ein bis zwei Getränke pro Tag (abhängig vom Körpergewicht), dann wirkt sich Alkohol testosteronsenkend aus. Wird der Promillespiegel von 1,0 überschritten, ist mit negativen Konsequenzen zu rechnen. Wahrscheinlich gilt das schon für Werte ab 0,5 Promille.

Wieso gibt es diese beiden Effekte von Alkohol? Auf der einen Seite hemmt Alkohol die Herstellung von Testosteron im Hoden, und zwar umso stärker, je höher seine Konzentration ist. Auf der anderen Seite wird der Abbau von Testosteron in der Leber gehemmt, wodurch der Testosteronwert ansteigt. Die maximale Abbauhemmung ist im Regelfall nach zwei alkoholischen Getränken erreicht. Hiernach tritt vor allem der testosteronsenkende Effekt in den Vordergrund.[161]

Die gute Nachricht: Genauso wie jeder Alkoholrausch nach einer gewissen Zeit vergeht, so können auch die negativen Auswirkungen eines hohen Alkoholkonsums in Bezug auf Testosteron verschwinden. Selbst bei schweren Alkoholikern scheint eine Erholung des Testosterons möglich zu sein, wenngleich es mehrere Wochen bis Monate dauern kann.[162] Am besten Sie probieren das nicht aus, sondern belassen es bei gelegentlichem und mäßigem Alkoholgenuss.

Tipp 38: Konsumieren Sie nur wenig oder kein Cannabis

Wirken Männer, die regelmäßig Cannabis zu sich nehmen, besonders männlich? Sind sie kraftstrotzend, voller Energie und Tatendrang? Haben Sie eher mehr Muskelmasse oder weniger? Wer sich die Antworten zu diesen Fragen ausmalt, kann schon erahnen, ob Cannabis eher testosteronfördernd oder -senkend ist.

Zunächst muss festgehalten werden, dass Cannabis der botanische Name einer Hanfpflanze ist. Hanf wird schon seit Jahrtausenden in den verschiedensten Kulturen als Nutzpflanze verwendet, ob als Stoff für Textilien, für bestimmte Öle, als

Medizin oder als Rauschgift. Obwohl Cannabis ursprünglich aus dem asiatischen Raum stammt, ist es heutzutage weltweit verbreitet. Besonders beliebt ist es als Rauschgift, zumeist wird es geraucht (meist in Form der getrockneten Blätter, als Marihuana) oder in verschiedensten Formen gegessen.

Auch in der modernen Medizin findet Cannabis zunehmend Verwendung. Es erfreut sich großer und wachsender Beliebtheit, und so werden Verkauf und Konsum von Cannabis in immer mehr Ländern legalisiert.

Doch wie wirken sich Cannabis beziehungsweise die verschiedenen Inhaltsstoffe wie Delta-9-Tetrahydrocannabinol (THC) und Cannabidiol (CBD) auf den Testosteronspiegel eines Mannes aus? Die Hinweise häufen sich, dass es durch Cannabis zu einer Testosteronsenkung kommt.

Im menschlichen Körper gibt es auf sehr vielen Zellen sogenannte endocannabinoide Rezeptoren. Hier docken viele der in Cannabis vorkommenden Inhaltsstoffe an, verursachen zelluläre Reaktionen und Prozesse, wozu auch ein Euphoriegefühl gehören kann. Weiterhin kann Cannabis bei Übelkeit, Schmerzen, Krampfanfällen und muskulären Problemen helfen. Die Liste der Einsatzmöglichkeiten ist aber noch viel länger und wächst stetig an.

Doch eine weitere Wirkung ist eine Abnahme der männlichen Fruchtbarkeit. Nicht nur die Zahl der Spermien sinkt, sie werden auch häufiger dysfunktional und sind weniger widerstandsfähig. Manch chronischer Cannabiskonsument ist sogar komplett unfruchtbar. Cannabis scheint sich auch in der Form auf die Hoden auszuwirken, dass die Hodenfunktion und, in Tiermodellen, auch die Hodengröße abnehmen. Eine Folge ist die verminderte Produktion von Testosteron.[163]

Während Alkohol Männer eher aggressiv macht, pazifiziert Cannabis sie eher.[164] Dass aber aus staatlicher Perspektive eher Cannabis- als Alkoholkonsum zu fördern ist, könnte sinnvoll sein: Männer werden ruhiger und weniger aggressiv. Doch was wollen Sie als Leser dieses Buches gern erreichen? Mehr Testosteron? Dann würde ich von Cannabis die Finger lassen.

Tipp 39: Rauchen Sie ein paar Zigaretten

Ich muss gestehen, dass mir dieser Ratschlag als Arzt schwerfällt. Denn seit vielen Jahren begleite ich Menschen dabei, wie sie mit dem Rauchen aufhören, und helfe ihnen, dieses gesundheitsschädliche Verhalten abzulegen. Denn es gibt keinen Zweifel: Rauchen ist für eine Vielzahl von Erkrankungen verantwortlich und macht viele Menschen nikotinsüchtig.

Dennoch kann ich nicht bestreiten, dass Rauchen zu einem höheren Testosteronspiegel führt, zum Teil deutlich höher. Es scheint hierbei zwei sehr einfache Mechanismen zu geben: Mehrere Inhaltsstoffe des Zigarettenrauchs werden über ein bestimmtes Enzym in der Leber abgebaut, die Uridin-5'-diphospho-glucuronosyltransferase (UGT) – keine Sorge, das müssen Sie sich nicht merken. Vor allem Cotinin, ein Abbauprodukt, das aus Nikotin entsteht, wird über dieses Enzym verstoffwechselt, und dadurch kann Testosteron nur in geringerer Menge abgebaut werden. Der Testosteronwert steigt damit.

Der zweite Effekt scheint darin zu bestehen, dass manche Raucher oft weniger essen und weniger Fettgewebe haben. Das Nikotin regt zusätzlich ihren Stoffwechsel an. Da im Körperfett Testosteron zu Östrogen umgewandelt wird und bei Rauchern dieser Vorgang in vermindertem Umfang abläuft, erklärt sich auch hierdurch der höhere Testosteronspiegel.

In den mehr als zwei Dutzend Untersuchungen zu diesem Thema waren die Unterschiede zwischen Rauchern und Nichtrauchern beträchtlich, zum Teil lag der Testosteronspiegel um mehr als ein Zehntel höher als bei Nichtrauchern.[165]

Ob Rauchen langfristig, also über viele Jahre hinweg, doch die Testosteronproduktion schädigen kann, wird übrigens unter Wissenschaftlern kontrovers diskutiert und von manchen vermutet. Denn unter Ketten- und langjährigen Rauchern ist der Anteil der Männer mit Potenzschwierigkeiten recht hoch. Durchblutungsstörungen, die auch die Hoden und damit die Testosteronherstellung beeinträchtigen, sind hierfür verantwortlich. Dennoch ist nicht zu verneinen, dass Männer, die mit dem Rauchen aufhören, eine Abnahme ihres Testosteronspiegels erleben.[166]

Rauchen übrigens deshalb Soldaten, aber auch Kriminelle und junge Männer so gern? Spüren sie intuitiv, wie es ihren Testosteronspiegel erhöht? Da Testosteron auch angstlösend wirken kann und auch schmerzunempfindlicher macht, hilft es gerade auch jenen Männern, die oft in körperliche Konflikte geraten beziehungsweise sich auf diese vorbereiten. Auf alle Fälle ist eine Zigarette in vielen Fällen schädlich – ich muss aber konzedieren, dass es unter Umständen ihrem Testosteron helfen kann.

Tipp 40: Lieber zu kalt als zu warm – gehen Sie hinaus in die Kälte

Die Hoden von uns Menschen, aber auch von Tieren, benötigen eine bestimmte Temperatur, um optimal zu funktionieren. Sie dürfen weder zu kalt noch zu heiß sein. Für diesen Zweck gibt es eine Hodenmuskulatur, die als Hodenheber beziehungsweise unter ihrem lateinischen Namen *Musculus cremaster* bekannt ist. So wird zusammen mit Muskeln in der Hodenhaut eine Thermoregulation erreicht.

Wenn der Körper sehr warm ist, meist als Folge von Bewegung oder warmer Umgebung, dann erschlafft diese Muskulatur und der Hoden senkt sich ab, möglichst weit weg von der stets vorhandenen Körperwärme. Hierdurch kann er in den allermeisten Fällen abkühlen. Umgekehrt zieht sich die Muskulatur zusammen, sobald es kälter wird – hierdurch wird der Hoden wärmer. Dieses Phänomen haben die meisten Männer schon an sich beobachtet, doch besonders eindrucksvoll ist es bei kalten und warmen Wechselbädern oder beim Saunagang.

Tatsächlich scheinen extreme Temperaturen ungünstig für den Hoden zu sein. Deshalb ist die Thermoregulation wichtig für die dort stattfindende Testosteronproduktion. Hieraus ergibt sich folgende Frage: Sollten wir jetzt lieber in der Kälte oder in der Wärme Sport treiben, wenn der Hoden sich an eine breite Palette von Temperaturen anpassen kann? Schon vor Jahrzehnten fanden Forscher heraus, dass Sport in kälterer Luft (6 °C) die Testosteronwerte ansteigen lässt.[167] Zusätzlich soll bereits ein halbstündiger Aufenthalt in wärmerer Umgebung, wie zum Beispiel in 43 Grad Celsius warmem

Wasser, die Testosteronherstellung in den Hoden deutlich absenken.[168]

Wenn also unter Männern früher das Schimpfwort »Warmduscher« kursierte, dann scheint die pejorative Bedeutung tatsächlich, zumindest in Bezug auf Testosteron, einen wahren Kern zu haben. Aber zu kalt darf es während des Sports auch nicht sein, denn das schadet auch dem Testosteronspiegel.[169] Deshalb sollte, wer sein Testosteron erhöhen möchte, lieber heißes Duschen und Baden begrenzen und von einem »Warm-« zu einem »Kaltduscher« werden. Sport bei normalen oder etwas kälteren Temperaturen – ohne dass es zu extrem kalt sein sollte – ist folglich vorzuziehen.

Tipp 41: Seien Sie vorsichtig beim Fahrradfahren

Unter Ärzten ist es bekannt, dass Fahrradfahren gerade bei Männern zu sexuellen Problemen führen kann. Es können Taubheitsgefühle im Hoden-, Penis- und gesamten Schambereich und Erektionsstörungen bis hin zu tage- oder wochenlanger Impotenz auftreten. Im Regelfall bilden sich all diese Veränderungen nach einiger Zeit zurück. Gelegentlich sind wochen- oder monatelange Einschränkungen die Folge. Da man beim Sitzen zumeist auch den Hodensack unter Druck setzt, kommt es neben diesen beschriebenen Phänomenen auch oft zu einer deutlichen Einschränkung der Samen- und Testosteronproduktion.

Diese hormonellen Veränderungen sind gerade bei Profirennradfahrern derart stark ausgeprägt, dass ihr Testosteronspiegel auf Werte von weit unter der Hälfte des Ausgangsbereichs absinken kann. Dies kann bereits nach einem langen Fahrtag (160–200 Kilometer) der Fall sein![170]

Deshalb verzichten manche Männer einfach auf das Radfahren. Doch weil es für viele ein Genuss ist und große gesundheitliche Vorteile mit sich bringt, sollte man sich Alternativen zur Abmilderung überlegen: Eine Möglichkeit sind gelegentliche Pausen, in denen man vom Fahrrad absteigt. Eine andere besteht darin, immer wieder während der Fahrt vom Sattel aufzustehen und für eine Durchblutung im Genital- und Hodenbereich zu sorgen. Weiterhin ist die Sitzposition wichtig – je mehr man sich nach vorne lehnt, umso schlechter die Durchblutung im Schambereich. Darüber hinaus gibt es auch neuere Sattelformen, bei denen entweder in der Mitte des Sattels eine Öffnung gelassen oder der oft spitz zulaufende Vorderteil des Sattels komplett entfernt wird. Fahrradläden können oft solche Sättel vermitteln und bestellen. Außerdem sollte zusätzliches Gewicht, ob nun in Form eines Rucksacks oder als Übergewicht, vermieden werden.[171] So kann die testosteronsenkende Wirkung des Radfahrens gemildert oder gar vermieden werden.

Tipp 42: Suchen Sie sich eine Kampfsportart aus

Für manchen gibt es kaum etwas Männlicheres als eine Kampfsportart. Sei es nun Karate, Kickboxen oder Boxen, aber auch Jiu-Jitsu, Sanshou, Sambo, Ringen, Judo, Taekwondo, Sumo-Ringen oder was es sonst noch gibt. Und in der Tat scheinen diese Sportarten nicht nur männlich, sondern auch testosteronfördernd zu sein.

Tipp 42: Suchen Sie sich eine Kampfsportart aus

Bei diesen Kampfsportarten stehen sich zwei Gegner gegenüber, die beide versuchen, den jeweils anderen zu überwältigen, ohne Waffen, nur mit den Möglichkeiten und der Kraft des eigenen Körpers. Wer eine Kampfsportart schon einmal ausgeübt hat, weiß um die körperliche Anstrengung, aber auch um das belebende Gefühl, das viele oft danach verspüren.

Wenig überraschend bewirken solche Kampfsportarten bei Männern große hormonelle Veränderungen. Die Aggressionshormone Adrenalin und Noradrenalin steigen an, zudem das Stresshormon Kortisol. Weiterhin kommt es zu einem Anstieg des Testosterons, wobei dieser Effekt besonders bei Kickboxen und Karate nachgewiesen worden ist, aber auch bei anderen Kampfsportarten, bis hoch hinauf auf die Ebene der Olympischen Spiele.[172] Übrigens scheinen Männer jenseits der dreißig besonders davon zu profitieren.[173]

Obwohl bei späteren Ratschlägen betont wird, wie wichtig es ist zu gewinnen, scheint das beim Ausüben einer Kampfsportart nicht so ausgeprägt zu sein. Hier geht es aus hormoneller Sicht in der Tat nicht um Sieg oder Niederlage, sondern um den Kampfsport an sich, der testosteronsteigernd wirkt. Rührt dieser Effekt eher von psychischen oder physischen Faktoren her? Wissenschaftler wissen es bislang nicht, und es könnte sogar schon genügen, zu Hause einen Boxsack aufzuhängen und sich an ihm auszulassen.

Im Idealfall treten Sie aber einem Kampfsportverein bei und trainieren regelmäßig. Natürlich sollten Sie sich dabei nicht verletzen und wegen der großen Anstrengung erst einmal sichergehen, dass Sie körperlich dazu in der Lage sind. Muskeln, Herz und Lunge werden so beansprucht, dass es für manchen am Anfang ungewohnt und sogar gefährlich sein kann. Aber ich bin mir sicher, dass Sie schon bald positive Effekte an sich spüren werden.

Tipp 43: Gewinnen Sie beim Sport, beim Videospiel oder an der Börse

Testosteron macht Männer wettbewerbsorientierter – sie sind dann eher zu einem Wettkampf mit anderen Männern bereit. Weiterhin steigert ein höherer Testosteronspiegel die Wahrscheinlichkeit zu gewinnen. Das nennt man den »Gewinnereffekt«. Bisher ist noch nicht abschließend geklärt, woran es liegt, ob an einer größeren Anstrengung oder daran, dass der Gegner den Siegeswillen spürt. Zusätzlich steigt das Testosteron nach einem gewonnenen Wettkampf deutlich an, nach einem verlorenen Wettkampf sinkt es hingegen ab, wenngleich nicht ganz so ausgeprägt, wie es beim Sieger ansteigt. Übrigens hängen diese Veränderungen auch damit zusammen, wie eindeutig der Sieg beziehungsweise die Niederlage ausgefallen sind.[174]

Dieser Effekt tritt nicht nur bei scheinbar männlichen Wettbewerben wie Boxen oder Rugby auf, sondern beispielsweise auch beim Schachspielen oder Badminton. Sich im Wettkampf zu messen scheint also einer im Menschen eingebauten Logik zu folgen, wobei der Gewinn mit einem Anstieg des Testosterons belohnt und der Verlust sozusagen bestraft wird. Zwar normalisiert sich dieser Wert im Regelfall nach einigen Tagen, doch bei dauerhaftem beziehungsweise häufigem Gewinn kann er sich auch langfristig erhöhen.[175]

Doch was bedeutet das für Sie? Nun, Sie sollten versuchen, so oft wie möglich zu gewinnen, sich also lieber ein oder zwei

Sportarten aussuchen, in denen Sie besonders gut sind und hierbei gewinnen. Häufiges Training hilft hier natürlich, denn wer viel trainiert, der gewinnt wohl auch öfter. Doch wo ein Gewinner, da auch ein Verlierer. Das ist nicht immer unproblematisch, denn wenn der Testosteronspiegel besonders deutlich abfällt, kann der Gegner unter Umständen aggressiv oder wütend reagieren. Deshalb fragen sich übrigens auch Wissenschaftler (ohne ein abschließendes Urteil getroffen zu haben): Zeichnen sich schlechte Verlierer durch eine hohe Volatilität der Hormone aus?[176]

Nun, falls Sie kein Gewinnertyp sind oder schlicht Sport nicht als Wettkampf ausüben möchten, gibt es andere Möglichkeiten. So kann man auch bei einem Computerspiel seinen männlichen Hormonspiegel erhöhen, wobei lange Bildschirmzeiten das Testosteron absenken. Also spielen Sie maßvoll. Man muss aber gewinnen, wobei das auch dadurch erreicht werden kann, dass man das Level seines virtuellen Gegners lieber zu leicht als zu schwer einstellt.

Eine andere Möglichkeit zum Gewinnen bietet geschicktes Investieren Ihres Gelds. Wer Geld an der Börse verdient, also Gewinne durch Investitionen macht, erhöht seinen Testosteronwert. Zusätzlich kann ein erhöhter Wert dieses männlichen Hormons zu Investitionen führen, die höheren Gewinn bringen, also eine Art positiver und sich selbst verstärkender Kreislauf. An dessen Ende kann sich im Erfolgsfall sowohl Ihr Geld als auch Ihr Testosteron erhöhen.[177] In manchen Fällen kann diese Erhöhung auch mehr als ein Viertel des Ausgangwerts betragen.

Doch was ist, wenn Sie keine Lust auf irgendeinen dieser Ratschläge haben, aber trotzdem Ihr Testosteron durch Wettkampf erhöhen wollen? Nun, dann lesen Sie bitte weiter.

Tipp 44: Werden Sie Anhänger einer Mannschaft oder einer Partei, die oft gewinnt

Sport kann anstrengend sein, das wissen die meisten von uns, und nicht jedem von uns gefällt es, sich in einem Wettkampf zu messen. Die gute Nachricht: Oft genügt es schon, wenn man Anhänger einer siegreichen Mannschaft ist. Beispielsweise ging es brasilianischen Fußballanhängern so nach dem WM-Finale 1994 zwischen Brasilien und Italien. Die Südamerikaner gewannen 3:2. Bei den Tifosi nahm der Testosteronwert ab. Und das ist nicht allein bei großen Fußballspielen so. Grundsätzlich erleben die Fans der siegreichen Mannschaft eine Erhöhung und die Fans der unterlegenen Mannschaft eine Absenkung ihres Testosteronspiegels.[178]

Forscher haben sogar beobachten können, wie am Tag nach einem wichtigen Spiel die Anhänger der unterlegenen Mannschaft sich ungesünder, kalorien- und fettreicher ernährten. Das Gegenteil trat bei den Fans der siegreichen Mannschaft ein, sie ernährten sich gesünder. Dieser Effekt hielt bis zu 48 Stunden an. Vor allem jene Fans, die sich besonders intensiv mit ihrer Mannschaft verbunden fühlen, scheinen am stärksten betroffen zu sein,[179] wobei auch die Zahl der Herzinfarkte und der Autounfälle sowie der Alkoholkonsum unter den Fans einer unterlegenen Mannschaft zunehmen. All das dürfte allerdings nicht ausschließlich auf die Veränderung des Testosteronspiegels zurückzuführen sein.

Übrigens kann die negative Auswirkung einer Niederlage auch durch einen psychologischen Kniff vermieden werden: einfach sich bewusst machen, dass man selber nicht von der Niederlage direkt betroffen ist, dass man weiter sein eigenes

Leben führt und weiterhin Freunde und Familie hat. So bleiben die negativen Effekte meistens aus.

Gleiche Auswirkungen auf den Testosteronspiegel wurden auch nach politischen Wahlen beobachtet. Die Wahlkämpfer einer unterlegenen Partei erlebten eine Abnahme ihres Testosteronspiegels, während die Anhänger der siegreichen Partei und Person entweder einen gleichbleibenden oder sogar ansteigenden Wert aufwiesen.[180]

Nun möchte ich nicht, dass Sie Ihre Mannschaft (oder Partei) nur nach der Gewinnwahrscheinlichkeit aussuchen. Denn neben Identitätsfragen spielen dabei auch viele persönliche – oder auch politische – Faktoren eine Rolle. Doch wenn Sie Ihr Testosteron auf eine einfache Art und Weise erhöhen wollen, dann sollten Sie sich tatsächlich einen Wettkampf anschauen und mit dem haushoch überlegenen Favoriten fiebern. Wenn er gewinnt, steigt Ihr Testosteron. Sollte es doch in einer Niederlage enden, dann erinnern Sie sich, dass Sie selbst davon nicht betroffen sind.

Tipp 45: Fahren Sie einen Sportwagen, oder gönnen Sie sich Markenartikel

Stellen Sie sich vor, Sie sitzen in einem schicken Sportwagen und fahren durch die belebte Innenstadt. Es ist schönes Wetter, die Gehsteige sind voll von Menschen. An einer Ampel bleiben Sie stehen, Passanten schauen auf Sie und Ihr Auto. Wie fühlen Sie sich?

Und wie wäre es umgekehrt: Sie sitzen in einem älteren oder sogar zerbeulten Auto. Was spüren Sie? Und wie geht es Ihrem Testosteron?

Es gibt eine wissenschaftliche Antwort auf diese Szenarien. 39 junge Männer fuhren abwechselnd einen nur ein Jahr alten Porsche-911-Carrera-Cabrio oder einen 16 Jahre alten und etwas zerbeulten Toyota Camry mit 350 000 Kilometer Tachostand. Sie fuhren beide Autos jeweils auf einer Landstraße und in einer Großstadt (Montréal in Kanada). Sowohl vor als auch nach der Autofahrt wurde der Testosteronspiegel bestimmt.

Das Ergebnis: Die Fahrer des Sportwagens hatten einen deutlichen Anstieg ihres männlichen Hormons zu verzeichnen, unabhängig davon, ob Sie in der Stadt oder auf der Landstraße unterwegs waren. Die Fahrer des als unterdurchschnittlich angesehenen Toyotas hingegen erfuhren eine Abnahme ihres Testosteronspiegels, als sie in der Stadt fuhren und mit diesem Auto gesehen wurden – auf der Landstraße veränderte sich der Wert hingegen in keiner Weise.[181]

Das Statussymbol – in diesem Fall der Sportwagen – führte zu einem Anstieg des männlichen Hormons. Ein Absinken fand statt, wenn man mit einem negativen Statussymbol gesehen wurde. Was bedeutet das für Sie?

Der Kauf von exklusiven Produkten und deren Zurschaustellung können eine positive Wirkung entfalten. Es kann sich lohnen, sofern Sie es sich leisten können, den Kauf eines hochwertigen Statussymbols zu überlegen. Und es zu benutzen, wenn Sie davon ausgehen können, dass Sie damit gesehen werden. Die leichte Lösung: sich an einem Wochenende einen Sportwagen mieten und am Montag mit erhöhtem Testosteron in das normale Leben zurückkehren. Wenn Sie mögen, hängen Sie als Testosteron-Booster ein Bild von sich in diesem Auto über Ihren Schreibtisch.

Tipp 46: Werden Sie Chef

Warum gibt es besonders viele Männer auf Vorstandsposten? Ob in Parteien, Unternehmen, aber auch in Vereinen und selbst ehrenamtlichen Organisationen – im Regelfall übernehmen Frauen viele Aufgaben, den Vorsitz hat aber meistens ein Mann inne. Ist das nicht ungewöhnlich, vielleicht sogar ungerecht?

Die biologische Forschung zeigt, dass Männer eine Reihe an Eigenschaften aufweisen, die dieses Verhalten fördern. So sind Männer eher zu Konflikten bereit und oftmals durchsetzungsfreudiger, also unverträglicher, wie es in der Sprache der Psychologie heißt. Sie verbringen häufig weniger Zeit mit Familie und Freunden und streben einen höheren sozioökonomischen Status an, zum Beispiel durch einen Vorstandsposten.

Übrigens schlägt sich das auch im Testosteronspiegel nieder – Männer im Vorstand weisen höhere Werte auf als andere Männer.[182] Selbst in neu zusammengestellten Gruppen zeigt sich beim Vorsitzenden ein höherer Wert als beim normalen Mitglied. Der General einer Armee hat somit einen höheren Testosteronwert als der einfache Gefreite gleichen Alters, der Vorsitzende einer großen Partei ebenfalls im Vergleich zum einfachen Mitglied.

Das kann man sich zunutze machen. Und deshalb würde ich Ihnen empfehlen, selbst in der kleinsten Organisation, wenn es sich anbietet, den Vorsitz zu übernehmen beziehungsweise sich zum Chef wählen zu lassen. Sie können auch eine Firma gründen und dann, weil sie der einzige Firmenangehörige sind, gleichzeitig der Vorsitzende und Präsident sein.

Dann am besten noch eine Urkunde an der Wand aufhängen oder eine Visitenkarte mit einem bombastischen Titel erstellen lassen – schon ist der Testosteronspiegel um einige Prozent angestiegen, und Sie sind männlicher geworden.

Tipp 47: Meiden Sie große Höhen(wanderungen)

Langfristig haben viele Menschen Probleme damit, sich in großer Höhe aufzuhalten. Das hat vielfältige Gründe, die stetige Abnahme des Luftdrucks wie auch das Absinken der Sauerstoffmenge sind die wichtigsten Ursachen. Auch hormonell scheint die Höhe nicht optimal zu sein. So hat eine schon mehr als 30 Jahre alte Untersuchung bei gesunden Probanden, die sich auf einer Gebirgshöhe von 3500 Metern aufhielten, gezeigt, dass der Testosteronspiegel schon nach wenigen Tagen deutlich abfiel.[183]

Die Wissenschaftler stellten auch Spekulationen über die Ursachen an. Eindeutig war, dass es eine Einschränkung nach mehrtägigem Aufenthalt gibt. Ab welcher Höhe dieser Effekt eintritt, ist jedoch unklar und ist wohl auch individuell unterschiedlich.

Eine gewisse Anpassung scheint gleichwohl stattzufinden. Diese geschieht allmählich und ist wohl frühestens nach einem halben Jahr Daueraufenthalt eingetreten, wie zumindest weitere Untersuchungen an indischen Soldaten in großer Höhe (6300 Meter) aufzeigten.[184] Vollständig kann sich der Körper nicht anpassen. Selbst nach einem mehrmonatigen Aufenthalt gibt es nachweisbare Einschränkungen in Form schlechter Spermien und abnormaler Testosteronspiegel.[185]

Was hat das praktisch zu bedeuten? Nun, manche Männer gehen gern auf mehrwöchige Bergwandertouren. Dafür spricht eine Vielzahl von gesundheitlichen Gründen, aber wenn Ihr Testosteronspiegel im Vordergrund steht, sollten Sie sportliche Herausforderungen nicht im Hochgebirge suchen.

Tipp 48: Tragen Sie lockere Unterwäsche und Hosen

Über Unterwäsche beim Mann wird wenig geredet, gerade auch beim Arzt. Oder haben Sie jemals Ihren Arzt gefragt, ob Ihre Unterhose schlecht oder gut für Ihre Gesundheit sei? Dabei wissen die wenigsten, dass es tatsächlich Untersuchungen genau zu diesem Thema gibt.

Zunächst muss man wissen, dass auch Unterwäsche der Mode unterliegt, also regelmäßig neue Unterhosenformen als besonders modern oder schick gelten. Dann werden die alten Unterhosen aussortiert und neue gekauft, bis eben die nächste Mode eine Veränderung nötig macht. So waren eine gewisse Zeit eher kurze und enganliegende Unterhosen en vogue, dann Boxershorts, also jene, die eher locker sitzen, und derzeit, soweit man das überblicken kann, sind es eher enge und etwas längere Unterhosen, die sich körperbetont anschmiegen und zum Teil auch die Oberschenkel bedecken. Manche nennen sie Herrenpants, andere Hipster oder Slip. Das Material ist oft synthetisches Polyester (was wenig atmungsaktiv ist) oder eine Mischform oder Baumwolle.

Die Aufgabe einer Unterhose ist vor allem der Schutz der Hose vor körperlichen Verunreinigungen und eine verbesserte Beweglichkeit, früher kam noch der Schutz vor kalten

Temperaturen hinzu. Doch gibt es auch Unterhosentypen, die sich negativ auf unseren Testosteronspiegel auswirken?

Von einem vorherigen Ratschlag wissen wir, dass zu hohe Wärme vermieden werden soll. Genau das könnte die Ursache dafür sein, warum eher eng anliegende Unterhosen deshalb nicht ideal sind. Vielmehr scheinen die derzeit nicht besonders beliebten Boxershorts wie auch die etwas lockeren kurzen Unterhosen besser für Ihren Testosteronspiegel zu sein.

Männer mit eher engen Unterhosen haben eine niedrigere Zahl funktionierender Spermien. Ihre Fruchtbarkeit ist stärker eingeschränkt als diejenige von Trägern weiter und loser Unterhosen. Auch ihre Hormonspiegel sind nicht normal, was auf eine verminderte Testosteronproduktion hindeutet.[186] Eher losere Unterhosen sind hier empfehlenswert.

Doch aus welchem Stoff sollte eine Unterhose sein? Dieser Frage ist ein Forscher an Hunden nachgegangen. Ja, Sie haben das richtig gelesen – man hat Hunden Unterhosen angezogen, ununterbrochen 24 Monate lang. Man hat verschiedene Gruppen von Hunden miteinander verglichen und bei den Tieren ohne Unterhosen die beste Hodenfunktion festgestellt, bei jenen mit Unterhosen aus Baumwolle mittelgute Werte und bei denjenigen Hunden, die Polyester-Unterwäsche tragen mussten, die schlechtesten Hodenfunktions- und Testosteronwerte.[187]

Wenn ich um Rat gebeten werde, dann habe ich mittlerweile eine klare Antwort: Kaufen Sie Unterwäsche, die atmungsaktiv und eher locker ist und idealerweise zu 100 Prozent aus Baumwolle besteht. Sie müssen deshalb nicht gleich Ihre Unterhosen wechseln und wegwerfen, aber wenn es Zeit wird, sie zu ersetzen, würde ich mich an diesen Ratschlag halten.

Tipp 49: Nehmen Sie eine Auszeit von Ihren Kindern

Ein Mann mit einem höheren Testosteronspiegel hat statistisch betrachtet einen stärkeren Wunsch danach, ein Kind zu zeugen. Ist das passiert, sollte der Testosteronwert niedriger werden, damit er nicht nach der nächsten Frau zur Zeugung eines weiteren Kindes Ausschau hält. Die Natur hat deshalb eine Anpassung des männlichen Hormonhaushalts gewährleistet: Der Testosteronspiegel sinkt im Laufe der Schwangerschaft der Partnerin bis zur Geburt stetig ab, um ein knappes Viertel, und bleibt dann für Jahre beim Mann auf einem niedrigeren Wert. Männer werden häuslicher.

Dieser niedrigere Testosteronspiegel ist auch deshalb wichtig, damit ein Mann empathischer auf das häufige Schreien eines Säuglings reagiert und nicht gleich die Partnerin wechselt und wieder ein Kind zeugt. Die Männer sind nach der Geburt eines Kindes fürsorglicher und interessieren sich oft weniger für Sexualität und Intimverkehr, was mancher Wissenschaftler als beziehungsstabilisierende Anpassungen betrachtet. Denn das geschieht gerade zu der Zeit, in der eine Beziehung viel Kraft und Energie für die Fürsorge für den Säugling benötigt. Je mehr Zeit übrigens ein Mann im direkten Umgang mit seinem Kind verbringt, umso ausgeprägter ist dieser hormonabsenkende Effekt.[188]

Doch auch das Teilen eines Schlafzimmers oder Betts mit den Kindern kann solche testosteronabsenkenden Auswirkungen haben. Hierbei gilt: Je mehr Zeit direkt mit Kindern verbracht wird, auch schlafend, umso niedriger ist der Testosteronspiegel.[189]

Ich möchte Ihnen jetzt nicht die gemeinsame Zeit mit Ihren Kindern absprechen. Kinder brauchen Ihren Vater. Doch so positiv das als Ideal präsentierte Bild eines sehr fürsorglichen Vaters sein mag, so wichtig ist es auch zu wissen, welche Auswirkungen das auf Sie als Mann haben kann.[190] Eine davon ist eben die Abnahme Ihres männlichen Botenstoffs mit all den dazugehörigen Konsequenzen.

Daher: Wer seinen Testosteronwert erhöhen will, der nimmt sich ab und an eine Auszeit von den Kindern. Selbst ein einziger Tag macht einen messbaren Unterschied aus.[191] Oder sie lassen ihre Kinder zumindest nicht immer mit im eigenen Bett schlafen. Geben Sie die Aufsicht ab, während Sie Ihrem Kampfsport nachgehen, mit Ihrem Sportauto herumfahren oder bei einem Fußballspiel mit Ihrer Mannschaft als Sieger vom Platz gehen. Und, um fair zu sein, sollten Sie das auch Ihrer Partnerin ermöglichen.

Tipp 50: Drehen Sie die Musik aus

Dieser Vorschlag wird Sie vielleicht etwas überraschen, denn viele von uns hören und schätzen Musik sehr. Wir hören sie beim Sport, im Auto, am Arbeitsplatz, zu Hause oder gemeinsam mit Freunden und Familie. Kaum einer geht ohne Musik durch seinen Alltag. Warum hören wir Musik? Sie hat oftmals eine wohltuende, beruhigende und entspannende Wirkung, tut also nicht nur unserer Seele, sondern auch unserem Körper gut. Doch wussten Sie, dass Musik auch den Testosteronspiegel senken kann?

Vorab: Es scheint fast keine Musik zu geben, die den Testosteronspiegel steigen lässt.[192] Ausnahmen sind Heavy Metal,

Rock und Punk. Bei den anderen Musikarten, egal ob es sich um Popmusik, Jazz, Swing oder Klassik handelt, sinken die Testosteronwerte.[193] Auch wenn es sich um die eigene Lieblingsmusik handelt.

Manche Forscher sehen deshalb in Musik beziehungsweise Gesang so etwas wie eine evolutionäre Notwendigkeit. Wenn Musik in gesellschaftlichen Zusammenkünften gespielt wird, lässt bei Männern die Wettbewerbsneigung und Dominanz nach, während bei Frauen die sexuelle Lust zunimmt, womöglich infolge eines bei ihnen stattfindenden Anstiegs ihres Testosteronspiegels (also die umgekehrte Wirkung wie bei Männern). Musik hat also gesellschaftsstabilisierende Auswirkungen.[194] Das ist übrigens mit ein Grund, wieso an immer mehr öffentlichen Orten – Supermärkten, U-Bahn-Stationen, in Telefonwarteschleifen – Musik gespielt wird. Die Menschen sind dann nämlich ruhiger, boshaft könnte man sagen: gefügiger.

Was das für sie bedeutet? Wenn Sie nicht rund um die Uhr Musik hören, sind die Auswirkungen auf Sie nur begrenzt. Doch wenn Sie alles tun wollen, um Ihr Testosteron zu erhöhen, dann vermeiden Sie es, Musik der obengenannten Musikrichtungen zu hören.

Tipp 51: Machen Sie Extremsport

Echte Männer machen verrückte Sachen. Das ist das gängige Klischee, wobei ich viele Ausnahmen von dieser Regel kenne, also echte Männer mit normalem Testosteronwert, die nicht immer nach dem neusten Nervenkitzel suchen. Wenn Sie aber eine solche Veranlagung haben oder sich das zumindest vorstellen können, also dem Nervenkitzel nicht ganz abhold sind, dann kann es empfehlenswert sein, genau das zu machen.

So hat man beispielsweise bei Fallschirmspringern nachweisen können, dass sich ihr Testosteron als Folge eines Sprungs aus dem Flugzeug um bis zu 20 Prozent erhöht. Das geschah nicht nur in den Minuten des Sprunges, sondern schon am Morgen davor und hielt den gesamten Tag an.[195]

Es scheint aber auch umgekehrt so zu sein, dass Männer mit einem niedrigeren Testosteronwert weniger Nervenkitzel brauchen. Dank diverser Fragebögen und Untersuchungen ist dieser Zusammenhang schon seit Jahren gut belegt.[196] Wenig überraschend neigen Männer viel häufiger als Frauen dazu, sich gefährlichen und auch enervierenden Situationen auszusetzen, eben »das Adrenalin spüren zu wollen«.

Aufschlussreich ist, dass im Laufe der letzten Jahrzehnte der diesbezügliche Unterschied zwischen den Geschlechtern deutlich abgenommen hat. Das rührt aber nicht von einem steigenden Bedürfnis der Frauen nach einem Nervenkitzel her, sondern von der Abnahme dieses Bedürfnisses bei den heutigen Männern im Vergleich zu jenen der 70er-Jahre des 20. Jahrhunderts.[197] Sind die Männer weniger Männer als früher, weil der Testosteronwert seit Jahrzehnten in vielen westlichen Ländern abnimmt? Oder einfach nur vernünftiger?

Meine Empfehlung: Zwingen Sie sich ab und an zu einer aufregenden Sache. In der heutigen Zeit ist (fast) alles sehr sicher geworden, ob nun Motorradfahren, Fallschirmspringen, Bungee-Springen und vieles mehr. Es kann auch etwas Einfaches sein wie der spontane Sprung ins Wasser oder das Klettern auf einen Baum. Sie werden sich schon davor, aber auch danach männlicher fühlen, vor allem wenn es aufregend ist.

Tipp 52: Meiden Sie bestimmte Cremes, auch Sonnenschutzcremes

Viele Hautcremes erfüllen eine wichtige Aufgabe. Nicht umsonst empfehlen auch Ärzte Hautprodukte. Gegen die schädigende Wirkung von ultravioletter Strahlung des Sonnenlichts helfen Sonnenschutzcremes, trockene Haut freut sich meist über eine gute feuchtigkeitsspendende Creme. Allerdings: In manchen Fällen muss vor Sonnenschutzcremes gewarnt werden. Viele von uns sind sich nicht bewusst, in welchem Maße einige der darin enthaltenen Chemikalien testosteronsenkend sein können.

Doch eines nach dem anderen. Beginnen wir bei der Wirkungsweise einer Sonnenschutzcreme: Sie schützt unsere Haut vor zu vielen ultravioletten Strahlen, also jenen Strahlen, die man nicht sehen kann, die aber einen Sonnenbrand und langfristig auch eine Krebserkrankung auslösen können. Dabei kann man seine Haut auf natürliche Art und Weise schützen, also entweder die Sonne meiden beziehungsweise sich nicht allzu lange in ihr aufhalten oder die Haut mit Kleidung abdecken. Deshalb laufen gerade in sonnenreichen Ländern viele Menschen trotz der heißen Temperaturen oft mit langärmliger Oberbekleidung und langen Hosen herum, tragen Mützen und Hüte – sie schützen damit ihre Haut vor Sonnenlicht.

Sonnenschutzcremes nutzen oft Chemikalien als UV-Filter. Viele hat man gerade in jüngerer Zeit mit einer Erniedrigung des Testosteronspiegels in Verbindung gebracht, so Benzophenon-3 (BP3), 2-Ethylhexyl-4-Methoxycinnamat (OMC) und 3-(4-Methylbenzyliden)campher (4-MBC). Viele weitere

Stoffe wie 3-Benzylidencampher oder PABA (4-Aminobenzoensäure) stehen ebenfalls unter Verdacht, sodass Wissenschaftler vor (exzessivem) Gebrauch von Sonnenschutzcremes warnen. Es lassen sich mittlerweile auch Auswirkungen auf Tiere nachweisen, weil die Gewässer aufgrund badender Menschen mit diesen Chemikalien kontaminiert sind.[198]

Nun müssen Sie abwägen, wie Sie im Sommer oder bei starker Sonnenstrahlung vorgehen. Sonnenlicht ist gut für Ihre Haut, bestimmte Cremes schützen Sie – doch Sie sollten zumindest die Inhaltsstoffe studieren und sich genau überlegen, wann Sie die Creme einsetzen. Sie können sich sonst auch einfach mehr Kleidung überziehen oder die zumeist teureren physikalischen Sonnenschutzcremes statt der günstigeren chemischen nehmen. Und sich am Abend die Creme von der Haut zügig abwaschen.

Tipp 53: Seien Sie sexuell aktiv

Wie an verschiedenen Stellen bereits beschrieben, spielt Testosteron eine sehr wichtige Rolle bei der männlichen Sexualität. Wer einen höheren Testosteronspiegel hat, möchte nicht nur öfter sexuell intim sein, sondern ist es oft auch, wirkt anziehender auf das andere Geschlecht und hat auch mehr Kinder. Wenn Männern Testosteron gegeben wird, nimmt auch die Potenz zu, und es gibt seltener Erektionsstörungen.

Doch wie verhält es sich umgekehrt? Was passiert mit dem Testosteronspiegel, wenn ein Mann eine nackte Frau sieht? Wenn er onaniert? Oder wenn er sexuell aktiv ist?

Die Antworten sind eindeutig: Der Testosteronwert steigt an. So hat man etwa zwei Gruppen von Männern verglichen:

Die eine Gruppe betrachtete in einem Swingerklub andere beim Geschlechtsverkehr, die andere Gruppe war selbst sexuell aktiv. Was passierte mit dem Testosteronwert? Er stieg an, und zwar um knapp 10 Prozent bei der ersten Gruppe. Der Wert der Männer, die selbst sexuell aktiv waren, stieg um 72 Prozent an.[199]

Wenn ein Mann sich selber befriedigt, steigt sein Testosteronwert ebenfalls an, wobei er nicht so stark ansteigt wie bei aktivem Sex mit einer Partnerin. Über welche Mechanismen das genau abläuft, ist noch unklar. Doch Sie sollten wissen, dass sexuell aktiv zu sein wohl einer der besten Testosteron-Booster ist.

Kapitel 6:

Therapiemöglichkeiten mit Testosteron

Die obengenannten Ratschläge helfen Ihrem Testosteron ohne medikamentöse Therapie. Gleichzeitig gibt es auch eine Standardtherapie bei Hypogonadismus: der Einsatz von Testosteronpräparaten. Wenn ein Mann einen Blutwert von unter 250 ng/dl hat und dieser sich bei einer zweiten Messung weiterhin als niedrig erweist, gilt er im Regelfall als therapiebedürftig. Bei manchen reichen bereits Werte von um die 350 ng/dl zur Verschreibung von Testosteron, vor allem wenn der betroffene Mann unter Beschwerden leidet wie sexuellen Störungen, Müdigkeit, Kraft- oder Muskelverlust.

Wenn dann nichts gegen eine Therapie mit Testosteron spricht – so beispielhaft Erythrozytose, also zu dickes Blut (ein Hämatokritwert von > 52 Prozent), Herzprobleme, eine Krebserkrankung oder bestimmte unbehandelte Schlafstörungen –, werden die verschiedenen Behandlungsmöglichkeiten erklärt, sodass in Absprache mit dem Arzt die Behandlung begonnen werden kann. Im Regelfall wird dann der Testosteronwert nach spätestens drei, dann sechs und schließlich zwölf Monaten kontrolliert, um den Therapieerfolg zu gewährleisten.

Zur Behandlung eines niedrigen Testosteronwerts gibt es eine Vielzahl von Präparaten. Die drei Hauptformen der Verabreichung – Tabletten, Hauttherapie und Injektion – sollen im Folgenden kurz vorgestellt werden.[200]

Testosterontabletten

Es gibt weiterhin Testosteron in Tablettenform, allerdings wird es heutzutage nur noch selten verschrieben. So wird das früher häufig verwendete 17-Alpha-Methyltestosteron kaum eingesetzt, da es Leberprobleme verursachen kann. Wird Testosteron in oraler Form verschrieben, dann im Regelfall als Testosteronundecanoat.

Obwohl dieses Medikament sehr wirksam ist, gilt es als problematisch, da es nach der Einnahme zu einem großen Teil in der Leber abgebaut wird. Das nennt man einen First-Pass-Effect weshalb einerseits das ins Blut gelangende Testosteron variable Werte hat, andererseits das Medikament mehrmals am Tag eingenommen werden muss, idealerweise stets zur gleichen Uhrzeit. Das ist nicht immer möglich und erklärt, wieso die orale Form immer seltener genutzt wird.

Hauttherapie

Recht beliebt sind Hautgels. Hierbei wird das Testosteron einmal täglich auf eine bestimmte Hautstelle geschmiert, wobei gern die Haut am Bauch oder am Oberschenkel beziehungsweise am Oberarm genutzt wird. Häufig kommt es zur – unbeabsichtigten – Übertragung auf andere Personen durch körperliche Berührungen, was dann zu einer Vermännlichung dieser Person führen kann. Unter Ärzten werden solche Fälle immer wieder besprochen, gerade weil dann eine Frau plötzlich ein männliches Verhalten an den Tag legen oder ihre Körperbehaarung deutlich zunehmen kann. Aufgrund der einfachen Handhabung und eines nicht allzu hohen Preises sind diese Hauptapplikationsformen jedoch weiterhin sehr beliebt.

Injektionstherapie

Hierbei wird alle drei Wochen, manchmal sogar nur alle drei Monate (je nach Präparat), eine Testosteronmedikation intramuskulär injiziert. Meistens wird in die Muskulatur des Oberschenkels oder des Gesäßes injiziert, wobei es, von seltenen Blutungen und noch selteneren Infektionen abgesehen, kaum zu nennenswerten Nebenwirkungen kommt.

Diese Therapie muss dann regelmäßig wiederholt werden. Die Effekte lassen gegen Ende des Behandlungszeitraums nach, weshalb manche Männer in solchen Fällen schon vorzeitig die nächste Spritze bekommen möchten. Diese Behandlung ist zwar beliebt, aber etwas kostspieliger.

Als Arzt begleite ich manchen Patienten bei dieser Injektionstherapie. Viele sind zufrieden und möchten ihr Testosteron nicht mehr missen. Doch ich bin der Ansicht, dass viele Männer auch ohne diese Medikation zurechtkommen können. Die Injektionstherapie sollte erst dann eingesetzt werden, wenn die vorherigen Maßnahmen nicht zum Erfolg geführt haben.

Schluss

Wir leben in einer Zeit, in der die Unterschiede zwischen Mann und Frau als immer weniger wichtig angesehen werden. Moderne Technologie hat dazu geführt, dass die biologischen Unterschiede zwischen beiden Geschlechtern im (Berufs-)Alltag keine großen Auswirkungen mehr haben. Auch wenn Männer statistisch mit ihrem muskulöseren Oberkörper kraftvoller sind als Frauen, können beide in gleicher Weise einen hydraulischen Bagger bedienen und damit tonnenschwere Objekte heben. Auch das Bedienen von Kriegsgerät ist dank Joystick problemlos für beide Geschlechter möglich, während früher das Führen eines Schwertes oder Schildes einen Kraftaufwand erforderte, der für Frauen kaum zu erfüllen war. Es ließen sich noch viele weitere solche Beispiele aufzählen.

Dennoch leiden viele Menschen unter der Verwischung dieser Geschlechtergrenzen. Namhafte Psychologen beschäftigen sich mit diesen Fragen. Für viele Männer hat es krankmachende Konsequenzen, wenn man(n) sich nicht mehr wie ein Mann benehmen und fühlen darf, ähnlich wie viele Frauen darunter leiden, wenn sie ihre Weiblichkeit nicht ausleben dürfen und diese ihnen verwehrt wird.

Männer werden depressiver, wenn ihr Testosteronspiegel sinkt, ihre Lebensqualität nimmt ab. Sie haben weniger Energie und verlieren einerseits an Muskelmasse, um anderseits dafür an Körperfett zuzunehmen. Dass all das nicht gesund ist, dürfte einleuchten.

Deshalb ist dieses Buch auch für alle Menschen in unserer Gesellschaft geschrieben, ob nun für den Mann mit normalem oder niedrigem Testosteronspiegel, für die Frau an der Seite eines Mannes oder Freunde, Familienangehörige und Verwandte der Betroffenen. Denn wenn Männer wieder Männer sein dürfen, sind nicht nur sie glücklicher, sondern auch ihr Umfeld.

Die Tipps in diesem Buch wurden mit Absicht so ausgewählt, dass sie nicht nur die gegenwärtige Datenlage der Wissenschaft widerspiegeln, sondern auch ein breites Themenfeld abdecken. Als Arzt tat ich mich schwer, manche von ihnen niederzuschreiben, wie zum Beispiel die testosteronfördernde Wirkung des Rauchens oder des Alkohols. Diese Stoffe haben ja viele gesundheitsabträgliche Wirkungen, weshalb ich Sie bitte, nicht jeden Ratschlag unbedingt eins zu eins umzusetzen. Natürlich bin ich mir auch der Gefahr bewusst, dass mit dem in diesem Buch gezeichneten Bild eines gesunden Mannes auch gewisse Stereotypen bedient werden, etwa dass ein Mann dann gesünder ist und sich so fühlt, wenn er stark und muskulös ist. Das trifft natürlich nicht auf jeden zu, doch aus meinem ärztlichen Alltag weiß ich, dass eben doch viele Männer darunter leiden, wenn ihr Testosteronspiegel zu niedrig ist, sie also hypogonad sind.

Deshalb: Trauen Sie sich und denken Sie über Ihr Testosteron nach! Wenn Sie glauben, dass der Wert niedrig sein könnte, dann lassen Sie ihn kontrollieren oder setzen Sie, natürlich nach Konsultation mit Ihrem Arzt, meine Ratschläge um. Es lohnt sich, versprochen! Am Ende werden Sie nicht nur mehr Mann sein, sondern auch gesünder und glücklicher.

Quellenverzeichnis

1 Jackson, M. (2020), »2019 Wilkins-Bernal-Medawar Lecture. Life Begins at 40: The Demographic and Cultural Roots of the Midlife Crisis«, in: *Notes Rec*, 74, S. 345–364.
2 Xiong, J. et al. (2020), »Impact of COVID-19 Pandemic on Mental Health in the General Population: A Systematic Review«, in: *J Affect Disord*, 277, S. 55–64.
3 Niemann, P. J. / Goldstein, H. V. (2021), »Testosterone in COVID-19: Friend or Foe?«, in: *Endocrine*, 71 (2), S. 281–282.
4 Lokeshwar, S. D. et al. (2020), »Decline in Serum Testosterone Levels Among Adolescent and Young Adult Men in the USA«, in: *Eur Urol Focus*, S. 2405–4569 (20), S. 30062–30066.
5 Mulligan, T. et al. (2006), »Prevalence of Hypogonadism in Males Aged at Least 45 Years: The HIM Study«, in: *Int J Clin Pract*, 60 (7), S. 762–769.
6 Gagliano-Jucá, T. / Basaria, S. (2018), »Trials of Testosterone Replacement Reporting Cardiovascular Adverse Events«, in: *Asian J Androl*, 20 (2), S. 131–137.
7 Baillargeon, J. et al. (2018), »Testosterone Prescribing in the United States, 2002–2016«, in: *JAMA*, 320 (2), S. 200–202.
8 Morales A. (2013), »The Long and Tortuous History of the Discovery of Testosterone and Its Clinical Application«. In: *J Sex Med*. 10 (4), S. 1178–1183.
9 Kelly, D. M. / Jones, T. H. (2013), »Testosterone: A Metabolic Hormone in Health and Disease«, in: *J Endocrinol*, 217 (3), R25–R45.
10 Bartsch, G. et al. (2002), »Dihydrotestosteron und die Rolle der 5α-Reduktasehemmer bei der benignen Prostatahyperplasie«, in: *Urologe*, 41, S. 412–424.
11 Blakemore, J. / Naftolin, F. (2016), »Aromatase: Contributions to Physiology and Disease in Women and Men«, in: *Physiology (Bethesda)*, 31 (4), S. 258–269.
12 Mannan, M. et al. (2016), »Is There a Bi-Directional Relationship Between Depression and Obesity Among Adult Men and Women? Systematic Review and Bias-Adjusted Meta Analysis«, in: *Asian J Psychiatr*, 21, S. 51–66.
13 Diver, M. J. et al. (2003), »Diurnal Rhythms of Serum Total, Free and Bioavailable Testosterone and of SHBG in Middle-Aged Men Compared With Those in Young Men«, in: *Clin Endocrin*, 58, S. 710–717.
14 Trottmann, M. et al. (2010), »Labordiagnostik des Testosteron«, in: *Urologe*, 49, S. 11–15.
15 Van Anders, S. M. et al. (2014), »Measurement of Testosterone in Human Sexuality Research: Methodological Considerations«, in: *Arch Sex Behav*, 43 (2), S. 231–250.
16 Köhn, F. M., »Diagnostik und Therapie des Hypogonadismus bei erwachsenen Männern«, in: *Urologe*, 43, S. 1563–1583.
17 Umrechnung laut https://www.jenapharm.de/service/testosteron-umrechnen, letzter Zugriff: 21. November 2019.
18 Diemer, T. et al. (2016), »Testosterontherapie«, in: *Urologe*, 55, S. 539–550.
19 Davis, S. R. / Wahlin-Jacobsen, S. (2015), »Testosterone in Women – The Clinical Significance«, in: *Lancet Diabetes Endocrinol*, 3 (12), S. 980–992.

20 Bain, J. (2007), »The Many Faces of Testosterone«, in: Clin Intervent Aging, 2 (4), S. 567–576.

21 Shigehara, K. et al. (2021), »Testosterone and Bone Health in Men: A Narrative Review«, in: J Clin Med, 10 (3), S. 530.

22 Elliott, J. et al. (2017), »Testosterone Therapy in Hypogonadal Men: A Systematic Review and Network Meta-Analysis«, in: BMJ Open, 7 (11), e015284.

23 Walther, A. et al. (2019), »Association of Testosterone Treatment With Alleviation of Depressive Symptoms in Men. A Systematic Review and Meta-Analysis«, in: JAMA Psychiatry, 76 (1), S. 31–40.

24 Giltay, E. J. et al. (2017), »Plasma Testosterone and the Course of Major Depressive Disorder in Older Men and Women«, in: Am J Geriatr Psychiatry, 25 (4), S. 425–437.

25 Amantakar, H. R. et al. (2014), »Impact of Exogenous Testosterone on Mood: A Systematic Review and Meta-Analysis of Randomized Placebo-Controlled Trials«, in: Ann Clin Psychiatry, 26 (1), S. 19–32.

26 Choi, J. C. et al. (2017), »Testosterone Effect on Pain and Brain Activation Patterns«, in: Acta Anaesthesiol Scand, 61 (6), S. 668–675.

27 Lesnak, J. B. et al. (2020), »Testosterone Protects Against the Development of Widespread Muscle Pain in Mice«, in: Pain, 161 (12), S. 2898–2908.

28 Bartley, E. J. et al. (2015), »Natural Variation in Tesosterone is Associated with Hypoalgesia in Healthy Women«, in: Clin J Pain, 31 (8), S. 730–739.

29 White, H. D. et al. (2015), »Treatment of Pain in Fibromyalgia Patients with Testosterone Gel: Pharmacokinetics and Clinical Response«, in: Int Immunopath, 27, S. 249–256.

30 Gaumond, I. et al. (2005), »Specificity of Female and Male Sex Hormones on Excitatory and Inhibitory Phases of Formalin-Induced Nociceptive Responses«, in: Brain Research, 1052 (1), S. 105–111.

31 Hermans, E. J. et al. (2007), »Exogenous Testosterone Attenuates the Integrated Central Stress Response in Healthy Young Women«. Psychoneuroendocrinology, 32 (8), S. 1052–1061.

32 Knight, E. L. et al. (2017), »Exogenous Testosterone Enhances Cortisol and Affective Responses to Social-Evaluative Stress in Dominant Men«, in: Psychoneuroendocrinology, 85, S. 151–157.

33 Kutlikova H. H. et al. (2020), »The Effects of Testosterone on the Physiological Response to Social and Somatic Stressors«, in: Psychoneuroendocrinology, 117, 104693.

34 Eisenegger, C. et al. (2017), »Testosterone and Androgen Receptor Gene Polymorphism are Associated with Confidence and Competitiveness in Men«, in: Horm Behav, 92, S. 93–102.

35 Welling, L. L. M. et al. (2016), »Exogenous Testosterone Increases Men's Perceptions of Their Own Physical Dominance«, in: Psychoneuroendocrinology, 64, S. 136–142.

36 Dalton, P. S. / Ghosal, S. (2018), »Self-Confidence, Overconfidence and Prenatal Testosterone Exposure: Evidence from the Lab«, in: Front Behav Neurosci, 12, S. 5.

37 Metzler, H. / Grèzes, J. (2019), »Repeatedly Adopting Power Postures Does Not Affect Hormonal Correlates of Dominance and Affiliative Behavior«, in: PeerJ, 7, e6726.

Quellenverzeichnis

38 Slatcher, R. B. et al. (2011), »Testosterone and Self-Reported Dominance Interact to Influence Human Mating Behavior«, in: *Soc Psychol Pers Sci*, 2 (5), S. 531–539.

39 Moore, F. R. et al. (2013), »Cross-Cultural Variation in Women's Preferences for Cues to Sex- and Stress-Hormones in the Male Face«, in: *Biol Lett*, 9, 20130050.

40 Thornhill, R. et al. (2013), »Women's Preferences for Men's Scents Associated with Testosterone and Cortisol Levels: Patterns Across the Ovulatory Cycle«, in: *Evol. Hum. Behav*, 34, S. 216–221.

41 Savic, I. et al. (2005), »Brain Response to Putative Pheromones in homosexual men«, in: *Proc Natl Acad Sci USA*, 102 (20), S. 7356–7361.

42 Pollet, T. V. et al. (2013), »Testosterone Levels are Negatively Associated with Childlessness in Males, but Positively Related to Offspring Count in Fathers«, in: *PLoS One*, 8 (4), e60018.

43 Elliott, J. et al. (2017), »Testosterone Therapy in Hypogonadal Men: A Systematic Review and Network Meta-Analysis«, in: *BMJ Open*, 7 (11), e015284.

44 Snyder, P. J. et al. (2018), »Lessons from the Testosterone Trial«, in: *Endocr Rev*, 39 (3), S. 369–386.

45 Dote-Montero, M. et al. (2020), »Predictors of Sexual Desire and Sexual Function in Sedentary Middle-Aged Adults: The Role of Lean Mass Index and S-Klotho Plasma Levels. The FIT-AGEING Study«, in: *J Sex Med*, 17 (4), S. 665–677.

46 Hua, J. et al. (2016), »Effects of Testosterone Therapy on Cognitive Function in Aging: A Systematic Review«, in: *Cogn Behav Neurol*, 29 (3), S. 122–138.

47 Zhang, Z. et al. (2020), »Testosterone and Cognitive Impairment or Dementia in Middle-Aged or Aging Males: Causation and Intervention, a Systematic Review and Meta-Analysis«, in: *J Geriatr Psychiatr Neurol*, 34 (5), S. 405–417.

48 Borst, S. E. et al. (2014), »Cognitive Effects of Testosterone and Finasteride Administration in Older Hypogonadal Men«, in: *Clin Interv Aging*, 9, S. 1327–1333.

49 Dillon, E. L. et al. (2018), »Efficacy of Testosterone Plus NASA Exercise Countermeasures During Head-Down Bed Rest«, in: *Med Sci Sports Exerc*, 50 (9), S. 1929–1939.

50 Tapper, J. et al. (2019), »The Effects of Testosterone Administration on Muscle Areas of the Trunk and Pelvic Floor in Hysterectomized Women with Low Testosterone Levels: Proof-of-Concept Study«, in: *Menopause*, 26 (12), S. 1405–1414.

51 Skinner, J. W. et al. (2018), »Muscular Responses to Testosterone Replacement Vary By Administration Route: A Systematic Review and Meta-Analysis«, in: *J Cachexia Sarcopenia Muscle*, 9 (3), S. 465–481.

52 Russo, V. et al. (2021), »Hypogonadism, Type-2 Diabetes Mellitus, and Bone Health: A Narrative Review«, in: *Front Endocrinol (Lausanne)*, 11, 607240.

53 Storer, T. W. et al. (2017), »Effects of Testosterone Supplementation for 3 Years on Muscle Performance and Physical Function in Older Men«, in: *J Clin Endocrinol Metab*, 102 (2), S. 583–593.

54 Yeo, B. et al. (2021), »Burden of Male Hypogonadism and Major Comorbidities, and the Clinical, Economic, and Humanistic Benefits of Testosterone Therapy: A Narrative Review«, in: *ClinicoEconomics and Outcomes Research*, 13, S. 31–38.

55 Traish, A. M. (2014), »Testosterone and Weight Loss: The Evidence«, in: *Curr Opin Endocrinol Diabetes Obes*, 21 (5), S. 313–322.

56 Liu, L. et al. (2021), »Association of Metabolic Obesity Phenotypes and Total Testosterone in Chinese Male Population«, in: *Diabetes Metab Syndr Obes*, 14, S. 399–408.

57 Apolone, G. et al. (2020), »Unexpected Detection of SARS-CoV2 Antibodies in the Prepandemic Period in Italy«, in: Tumori Journal, (11. Nov.), 300891620974755.
58 Dong, M. et al. (2020), »ACE2, TMPRSS2 Distribution and Extrapulmonary Organ Injury in Patients with Covid-19«, in: Biomed Pharmacother, 131, 110678.
59 Hossain, M. F. et al. (2020), »COVID-19 Outbreak: Pathogenesis, Current Therapies, and Potentials for Future Management«, in: Front Pharmacol, 11, 563478.
60 Kragholm, K. etl al. (2020), »Association Between Male Sex and Outcomes of Coronavirus Disease 2019 (Covid-19) – A Danish Nationwide, Register-Based Study«, in: Clin Infect Dis (8. Juli), ciaa924.
61 Mohamed, M. S. et al (2020), »Sex Differences in COVID-19: The Role of Androgens in Disease Severity and Progression«, in: Endocrine (11. Nov), S. 1–6.
62 Tuku, B. et al. (2020), »Testosterone Protects Against Severe Influenza by Reducing the Pro-Inflammatory Cytokine Response in the Murine Lung«, in: Front Immunol, 11, S. 697.
63 Niemann, P. J. / Goldstein, H. V. (2021), »Testosterone in COVID-19: Friend or Foe?«, in: Endocrine, 71 (2), S. 281–282.
64 Gounder, A. P. / Boon, A. C. M. (2020), »Influenza Pathogenesis: The Role of Host Factors on Severity of Disease«, in: J Immunol, 202 (2), S. 341–350.
65 Trumble, B. C. et al. (2017), »Associations Between Male Testosterone and Immune Function in a Pathogenically Stressed Forager-Horticultural Population«, in: Am J Phys Anthropol, 161 (3), S. 494–505.
66 Jackson, M. (2020), »2019 Wilkins-Bernal-Medawar Lecture. Life Begins at 40: The Demographic and Cultural Roots of the Midlife Crisis«, in: Notes Rec, 74, S. 345–364.
67 Lachman, M. E. (2015), »Mind the Gap in the Middle: A Call to Study Midlife«, in: Res Hum Dev, 12 (3–4), S. 327–334.
68 Metzler, H. / Grèzes, J. (2019), »Repeatedly Adopting Power Postures Does Not Affect Hormonal Correlates of Dominance and Affiliative Behavior«, in: PeerJ, 7, e6726.
69 Finucane, M. M. et al. (2011), »National, Regional, and Global Trends in Body Mass Index Since 1980: Systematic Analysis of Health Examination Surveys and Epidemiological Studies with 960 Country-Years and 9.1 Million Participants«, in: Lancet, 377 (9765), S. 557–567.
70 Janssen, F. et al. (2020), »Obesity Prevalence in the Long-Term Future in 18 European Countries and in the USA«, in: Obes Facts, 13, S. 514–527.
71 Sebo, Z. L. / Rodeheffer, M. S. (2021), »Testosterone Metabolites Differentially Regulate Obesogenesis and Fat Distribution«, in: Mol Metab, 44, S. 101141.
72 Kelly, D. M. / Jones, T. H. (2015), »Testosterone and Obesity«, in: Obesity Reviews, 16, S. 581–606.
73 Fink, J. et al. (2018), »The Role of Hormones in Muscle Hypertrophy«, in: Phys Sportsmedicine, 46 (1), S. 129–134.
74 Hooper, D. R. et al. (2017), »Endocrinological Roles for Testosterone in Resistance Exercise Responses and Adaptations«, in: Sports Med, 47 (9), S. 1709–1720.
75 Leproult, R. / Van Cauter, E. (2011), »Effect of 1 Week of Sleep Restriction on Testosterone Levels in Young Healthy Men«, in: JAMA, 305 (21), S. 2173–2174.
76 Cote, K. A. et al. (2013), »Sleep Deprivation Lowers Reactive Aggression and Testosterone in Men«, in: Biol Psychol, 92 (2), S. 249–256.
77 Smith, I. et al. (2019), »Sleep Restriction and Testosterone Concentrations in

Young Healthy Males: Randomized Controlled Studies of Acute and Chronic Short Sleep«, in: *Sleep Health*, 5 (6), S. 580–586.
78 Wittert, G. (2014), »The Relationship Between Sleep Disorders and Testosterone«, in: *Curr Opin Endocrinol Diabetes Obes*, 21 (3), S. 239–243.
79 Jeon, M. et al. (2021), »A Systematic Review on Cross-Cultural Comparative Studies of Sleep in Young Populations: The Roles of Cultural Factors«, in: *Int J Environ Res Public Health*, 18 (4), S. 2005.
80 Hapke, U. (Robert Koch-Institut, 2015), DEGS. *Studie zur Gesundheit Erwachsener in Deutschland. Psychische Gesundheit in der Bevölkerung*, Quelle: https://www.rki.de/DE/Content/Gesundheitsmonitoring/Studien/Degs/degs_node.html.
81 Bundesanstalt für Arbeitsschutz und Arbeitsmedizin (BAuA, 2020), *Stressreport Deutschland 2019: Psychische Anforderungen, Ressourcen und Befinden*, Dortmund.
82 Prior, A. et al. (2016), »The Association Between Perceived Stress and Mortality Among People With Multimorbidity: A Prospective Population-Based Cohort Study«, in: *Am J Epidemiol*, 184 (3), S. 199–210.
83 Prastyo, D. B. et al. (2018), »The Effect of Psychological Stress on Salivary Testosterone in Puberty Children«, in: *Open Access Maced J Med Sci*, 6 (9), S. 1611–1616.
84 Zitzmann, M. / Nieschlag, E. (2001), »Testosterone Levels in Healthy Men and the Relation to Behavioural and Physical Characteristics: Facts and Constructs«, in: *Eur J Endocrin*, 144, S. 183–197.
85 Fucic, A. et al. (2018), »Potential Health Risk of Endocrine Disruptors in Construction Sector and Plastics Industry: A New Paradigm in Occupational Health«, in: *Int J Environ Res Public Health*, 15 (6), S. 1229.
86 Gellrich, V. et al. (2013), »Perfluoroalkyl and Polyfluoroalkyl Substances (PFASs) in Mineral Water and Tap Water«, in: *J Environ Sci Health A Tox Hazard Subst Environ Eng*, 48 (2), S. 129–135.
87 Aus der Beek, T. et al. (2016), »Pharmaceuticals in the Environment – Global Occurrences and Perspectives«, in: *Environ Toxicol Chem*, 35 (4), S. 823–835.
88 Gonsioroski, A. et al. (2020), »Endocrine Disruptors in Water and Their Effects on the Reproductive System«, in: *Int J Mol Sci*, 21 (6), S. 1929.
89 Zeng, H. et al. (2014), »Experimental Comparison of the Reproductive Outcomes and Early Development of the Offspring of Rats Given Five Common Types of Drinking Water«, in: *PLoS One*, 9 (10), e108955.
90 Woese, K. et al. (1997), »A Comparison of Organically and Conventionally Grown Foods – Results of a Review of the Relevant Literature«, in: *J Sci Food Agric*, 74, S. 281–293.
91 Velimirov, A. et al. (2010), »Feeding Trials in Organic Food Quality and Health Research«, in: *J Sci Food Agric*, 90 (2), S. 175–182.
92 Bund Ökologische Lebensmittelwirtschaft (2021), *Branchenreport 2021*, Quelle: www.boelw.de.
93 https://www.oekolandbau.de/bio-siegel/
94 Krzastek, S. C. et al. (2020), »Impact of Environmental Toxin Exposure on Male Fertility Potential«, in: *Transl Androl Urol*, 9 (6), S. 2797–2813.
95 Belsky, D. W. et al. (2015), »Quantification of Biological Aging in Young Adults«, in: *Proc Natl Acad Sci USA*, 112 (30), e4104–e4110.
96 Kellesarian, S. V. et al. (2017), »Low Testosterone Levels in Body Fluids Are Associated With Chronic Periodontitis: A Reality or a Myth?«, in: *Am J Mens Health*, 11 (2), S. 443–453.

97 Wang, Q. et al. (2016), »The Mandibles of Castrated Male Rhesus Macaques (*Macaca mulatta*): The Effects of Orchidectomy on Bone and Teeth«, in: *Am J Phys Anthropol*, 159 (1), S. 31.

98 Cayan, S. et al. (2020), »Effect of Varicocele and Its Treatment on Testosterone in Hypogonadal Men with Varicocele: Review of the Literature«, in: *Balkan Med J*, 37 (3), S. 121–124.

99 Trottmann, M. et al. (2010), »Labordiagnostik des Testosterons«, in: *Urologe*, 49, S. 11–15.

100 Bannai, A. / Tamakoshi, A. (2014), »The Association Between Long Working Hours and Health: A Systematic Review of Epidemiological Evidence«, in: *Scand J Work Evniron Health*, 40 (1), S. 5–18.

101 Virtanen, M. et al. (2012), »Long Working Hours and Coronary Heart Disease: A Systematic Review and Meta-Analysis«, in: *Am J Epidemiol*, 176 (7), S. 586–596.

102 Persson, R. et al. (2006), »Impact of an 84-Hour Workweek on Biomarkers for Stress, Metabolic Processes and Diurnal Rhythm«, in: *Scand J Work Environ Health*, 32 (5), S. 349–358.

103 Guay, A. et al. (2010), »Hypogonadism in Men with Erectile Dysfunction May be Related to a Host of Chronic Illnesses«, in: *Int J Impot Res*, 22 (1), S. 9–19.

104 Morgan, L. L. et al. (2015), »Mobile Phone Radiation Causes Brain Tumors and Should Be Classified as a Probable Human Carcinogen (2A)«, in: *Int J Oncol*, 46 (5), S. 1865–1871.

105 Oyewopo, A. O. et al. (2016), »Radiogrequency Electromagnetic Radiation from Cell Phone Causes Defective Testicular Function in Male Wistar Rats«, in: *Andrologia*, 49, e12772.

106 Cetkin, M. et al. (2016), »Quantitive Changes in Testicular Structure and Function in Rat Exposed to Mobile Phone Radiation«, in: *Andrologia*, 49: e12761.

107 Wang, Z. et al. (2016), »Effects of Electromagnetic Fields Exposure on Plasma Hormonal and Inflammatory Pathway Biomarkers in Male Workers of a Power Plant«, in: *Int Arch Occup Environ Health*, 89, S. 33–42.

108 Statista (2021), *Europa – Tägliche Fernsehnutzung bis 2020*, https://de.statista.com

109 Verband Privater Rundfunk und Telemedien (VPRT) (2018), *VPRT-Mediennutzungsanalyse 2017. Mediennutzung in Deutschland 2017*, Quelle: https://www.vau.net/, letzter Zugriff: 7. Februar 2019.

110 Priskorn, L. et al. (2016), »Is Sedentary Lifestyle Associated with Testicular Function? A Cross-Sectional Study of 1,210 Men«, in: *Am J Epidemiol*, 184 (4), S. 284–294.

111 Spitzer, M. (2012), *Digitale Demenz*. München: Droemer Verlag.

112 Seidler, A. et al. (2016), »Herzinfarktrisiko durch Flug-, Straßen- und Schienenverkehrslärm«, in: *Deutsches Ärzteblatt*, 113 (24), S. 407–414.

113 Vienneau, D. et al. (2015), »The Relationship Between Transportation Noise Exposure and Ischemic Heart Disease: A Meta-Analysis«, in: *Environmental Research*, 138, S. 372–380.

114 Dzhambov, A. / Dimitrova, D. (2015), »Chronic Noise Exposure and Testosterone Deficiency – Meta-Analysis and Meta-Regression of Experimental Studies in Rodents« in: *Endokrynol Pol*, 66 (1), S. 39–46.

115 Dzhambov, A. M. (2016), »Workplace Noise Exposure and Serum Testosterone in Men Enrolled in the 1999–2004 National Health and Nutrition Examination Survey«, in: *Arh Hig Rada Toksikol*, 67 (3), S. 247–258.

Quellenverzeichnis

116 Banihani, S. A. (2019), »Mechanisms of Honey on Testosterone Levels«, in: *Heliyon*, 5, S. 1–6.
117 Majid, M. et al. (2019), »Scientific Validation of Ethnomedicinal Use of Ipomoea batatas L. Lam. as Aphrodisiac and Gonadoprotective Agent against Bisphenol A Induced Testicular Toxicity in Male Sprague Dawley Rats«, in: *BioMed Res Int*, 8939854.
118 DiNicolantonio, J. J. et al. (2018), »Sugar Addiction: Is It Real? A Narrative Review«, in: *Br J Sports Med*, 52, S. 910–913.
119 www.test.de. (2018), https://www.test.de/Zucker-in-Lebensmitteln-Wie-viel-drin-ist-und-wie-Sie-das-rausfinden-5170484–5170805/, letzter Zugriff: 12. Dezember 2018.
120 Chen, L. et al. (2018), »Sugar-Sweetened Beverage Intake and Serum Testosterone Levels in Adult Males 20–39 Years Old in the United States«, in: *Reproductive Biology and Endocrinology*, 16, S. 61.
121 Grossmann, M. (2014), »Testosterone and Glucose Metabolism in Men: Current Concepts and Controversies«, in: *J Endocrinol*, 220 (3), S. 910–913.
122 Shearer, J. / Swithers, S. E. (2016), »Artificial Sweeteners and Metabolic Dysregulation: Lessons Learned from Agriculture and the Laboratory«, in: *Rev Endocrin Metab Disord*, 17, S. 179–186.
123 Fantus, R. J. et al. (2020), »The Association Between Popular Diets and Serum Testosterone Among Men in the United States«, in: *J Urol*, 203 (2), S. 398–404.
124 Minguez-Alarcón, L. et al. (2017), »Fatty Acid Intake in Relation to Reproductive Hormones and Testicular Volume Among Young Healthy Men«, in: *Asian J Androl*, 19 (2), S. 184–190.
125 Silva J. (2014). »The Effects of Very High Fat, Very Low Carbohydrate Diets on Safety, Blood Lipid Profile, and Anabolic Hormone Status«, in: *J Int Soc Sports Nutr*, 11 (S1), P39.
126 Freedman, N. D. et al. (2012), »Association of Coffee Drinking with Total and Cause-specific Mortality«, in: *NEJM*, 366 (20), S. 1891–1904.
127 Hang, D. et al. (2019), »Coffee Consumption and Plasma Biomarkers of Metabolic and Inflammatory Pathways in US Health Professionals«, in: *Am J Clin Nutr*, 109 (3), S. 635–647.
128 Banihani, S. A. (2019), »Testosterone in Males as Enhanced by Onion (Allium Cepa L.)«, in: *Biomolecules*, 9 (2), pii: E75.
129 McParlin, C. et al. (2016), »Treatments for Hyperemesis Gravidarum and Nausea and Vomiting in Pregnancy: A Systematic Review«, in: *JAMA*, 316 (13), S. 1392–1401.
130 Marx, W. et al. (2017), »Ginger – Mechanism of Action in Chemotherapy-induced Nausea and Vomiting: A Review«, in: *Crit Rev Food Sci Nutr*, 57 (1), S. 141–146.
131 Daily, J. W. et al. (2015) »Efficacy of Ginger for Alleviating the Symptoms of Primary Dysmenorrhea: A Systematic Review and Meta-analysis of Randomized Clinical Trials«, in: *Pain Medicine*, 16 (12), S. 2243–2255.
132 Banihani, S. A. (2018), »Ginger and Testosterone«, in: *Biomolecules*, 8 (4), pii: E119.
133 Grant, P. / Ramasamy, S. (2012), »An Update on Plant Derived Anti-Androgens«, in: *Int J Endocrinol Metab*, 10 (2), S. 497–502.
134 Hamilton-Reeves, J. M. et al. (2010), »Clinical Studies Show No Effects of Soy Protein or Isoflavones on Reproductive Hormones in Men: Results of a Meta-Analysis«, in: *Fertil Steril*, 94 (3), S. 997–1007.

135 De Toledo, F. W. et al. (2020), »Unravelling the Health Effects of Fasting: A Long Road from Obesity Treatment to Healthy Life Span Increase and Improved Cognition«, in: Ann Med, 52 (5), S. 147–161.

136 Bergendahl, M. et al. (1998), »Fasting Suppresses Pulsatile Luteinizing Hormone (LH) Secretion and Enhances Orderliness of LH Release in Young but Not Older Men« in: J Clin Endocrin Metabol, 83 (6), S. 1967–1975.

137 Lehtihet, M. et al. (2012), »S-Testosterone Decrease After a Mixed Meal in Healthy Men Independent of SHBG and Gonadotrophin Levels«, in: Andrologia, 44 (6), S. 405–410.

138 Tauchen, J. et al. (2021), »Medicinal Use of Testosterone and Related Steroids Revisited«, in: Molecules, 26 (4), S. 1032.

139 Vickram, S. et al. (2021), »Role of Zinc (Zn) in Human Reproduction: A Journey from Initial Spermatogenesis to Childbirth«, in: Int J Mol Sci, 22 (4), S. 2188.

140 Fallah, A. et al. (2018), »Zink is an Essential Element for Male Fertility: A Review of Zn Roles in Men's Health, Germination, Sperm Quality and Fertilization«, in: J Reprod Infertil, 19 (2), S. 69–81.

141 Maggio, M. et al. (2014), »The Interplay Between Magnesium and Testosterone in Modulating Physical Function in Men«, in: Int J Endocrin, 2014, 525249.

142 Pizzorno, L. (2015), »Nothing Boring About Boron«, in: Integr Med (Encinitas), 14 (4), S. 35–48.

143 Verband Privater Rundfunk und Telemedien (2018), VPRT-Mediennutzungsanalyse 2017. Mediennutzung in Deutschland 2017, Quelle: https://www.vau.net/, letzter Zugriff: 7. Februar 2019.

144 Chen, C. et al. (2019), »Causal Link Between Vitamin D and Total Testosterone in Men: A Mendelian Randomization Analysis«, in: 104 (8), S. 3148–3156.

145 Kramer, J. et al. (2014), »Epidemiologische Untersuchung zur Häufigkeit eines Vitamin-D-Mangels in Norddeutschland«, in: DMW, 139, S. 470–475.

146 Marnani, E. H. et al. (2019), »The Effect of Vitamin D Supplementation on the Androgenic Profile in Men: A Systematic Review and Meta-Analysis of Clinical Trials«, in: Andrologia, 51, e13343.

147 Roshanzamir, F. / Safavi, S. M. (2017), »The Putative Effects of D-Aspartic Acid on Blood Testosterone Levels: A Systematic Review«, in: Int J Reprod Biomed, 15 (1), S. 1–10.

148 Dar, N. J. et al. (2015), »Pharmacologic Overview of Withania somnifera, the Indian Ginseng«, in: Cell Mol Life Sci, 72 (23), S. 4445–4460.

149 Azgomi, R. N. D. et al. (2018), »Effects of Withania somnifera on Reproductive System: A Systematic Review of the Available Evidence«, in: Biomed Res Int, 2018, 4076430.

150 Sengupta, P. et al. (2018), »Role of Withania somnifera (Ashwagandha) in the Management of Male Fertility«, in: Reprod Biomed Online, 36 (3), S. 311–326.

151 Shukla, K. K. et al. (2009), »Mucuna pruriens Improves Male Fertility by its Action on the Hypothalamus-Pituitary-Gonadal Axis«, in: Fertil Steril, 92 (6), S. 1934–1940.

152 Alahmadi, B. A. (2020), »Effect of Herbal Medicine on Fertility Potential in Experimental Animals – an Update Review«, in: Mater Sociomed, 32 (2), S. 140–147.

153 Rao, A. et al. (2016), »Testofen, A Specialised Trigonella foenum-graecum Seed Extract Reduces Age-related Symptoms of Androgen Decrease, Increases Testosterone Levels and Improves Sexual Function in Healthy Aging Males in a

Double-Blind Randomised Clinical Study«, in: *Aging Male*, 19 (2), S. 134–142.
154 Krzastek, S. C. / Smith, R. P. (2020), »Non-Testosterone Management of Male Hypogonadism: An Examination of the Existing Literature«, in: *Transl Androl Urol*, 9 (Suppl 2), S. 160–170.
155 Stanislavov, R. et al. (2008), »Improvement of Erectile Dysfunction with Prelox: A Randomized, Double-Blind, Placebo-Controlled, Crossover Trial«, in: *Int J Impot Res*, 20 (2), S. 173–180.
156 Peres, N. et al. (2020), »Medicinal Effects of Peruvian Maca (Lepidium meyenii): A Review«, in: *Food & Function*, 11, S. 83.
157 George, A. / Henkel, R. (2014), »Phytoandrogenic Properties of Eurycoma longifolia as a Natural Alternative to Testosterone Replacement Therapy«, in: *Andrologia*, 46 (7), S. 708–721.
158 Thu, H. E. et al. (2017), »Eurycoma Longifolia as a Potential Adoptogen of Male Sexual Health: A Systematic Review on Clinical Studies«, in: *Chin J Nat Med*, 15 (1), S. 71–80.
159 Stefanescu, R. et al. (2020), »A Comprehensive Review of the Phytochemical, Pharmacological, and Toxicological Properties of Tribulus terrestris L.«, in: *Biomolecules*, 10 (5), S. 752.
160 Vignera, S. L. et al. (2013), »Does Alcohol Have Any Effect on Male Reproductive Function? A Review of Literature«, in: *Asian J Androl*, 15 (2), S. 221–225.
161 Sarkola, T. / Eriksson, C. J. P. (2003), »Testosterone Increase in Men After a Low Dose of Alcohol«, in: *Alcohol Clin Exp Res*, 27 (4), S. 682–685.
162 Ruusa, J. et al. (1997), »Sex Hormones During Alcohol Withdrawal: A Longitudinal Study of 29 Male Alcoholics During Detoxification«, in: *Alcohol*, 32 (5), S. 591–597.
163 Payne, K. S. et al. (2019), »Cannabis and Male Fertility: A Systematic Review«, in: *J Urol*, 202, S. 674–681.
164 De Sousa Fernandes Perna, E. B. et al. (2016), »Subjective Aggression During Alcohol and Cannabis Intoxication Before and After Aggression Exposure«, in: *Psychopharmacology (Berl)*, 233 (18), S. 3331–3340.
165 Zhao, J. et al. (2016), »Cigarette Smoking and Testosterone in Men and Women: A Systematic Review and Meta-Analysis of Observational Studies«, in: *Prev Med*, 85, S. 1–10.
166 Shi, Z. et al. (2013), »Longitudinal Changes in Testosterone Over Five Years in Community-Dwelling Men«, in: *Endocrinol Metab*, 98 (8), S. 3289–3297.
167 McConnell, T. R. / Sinning, W. E. (1984), »Exercise and Temperature Effects on Human Sperm Production and Testosterone Levels«, in: *Med Sci Sports Exerc*, 16 (1), S. 51–55.
168 Li, Z. et al. (2015), »Effects of Local Testicular Heat Treatment on Leydig Cell Hyperplasia and Testosterone Biosynthesis in Rat Testes«, in: *Reprod Fertil Dev*, 28 (9), S. 1424–1432.
169 Earp, J. E. et al. (2019), »Cold-Water Immersion Blunts and Delays Increases in Circulating Testosterone and Cytokines Post-Resistance Exercise«, in: *Eur J Appl Physiol.*, 119 (8), S. 1901–1907.
170 Vingren, J. L. et al. (2016), »The Acute Testosterone, Growth Hormone, Cortisol and Interleukin-6 Response to 164-KM Road Cycling in a Hot Environment«, in: *J Sports Sci*, 34 (8), S. 694–699.
171 Baran, C. et al. (2014), »Cycling-Related Sexual Dysfunction in Men and Women:

A Review«, in: *Sex Med Rev*, 2 (3–4), S. 93–101.
172 Ziemba, E. et al. (2020), »Changes in the Hormonal Profile of Athletes Following a Combat Sports Performance«, in: *Biomed Res Int*, 2020, 9684792.
173 Slimani, M. et al. (2018), »Hormonal Responses to Striking Combat Sports Competition: A Systematic Review and Meta-Analysis«, in: *Biol Sports*, 35 (2), S. 121–136.
174 Wu, Y. et al. (2017), »Comparison of Clear and Narrow Outcomes on Testosterone Levels in Social Competition«, in: *Horm Behav*, 92, S. 51–56.
175 Jiménez, M. et al. (2012), »Effects of Victory and Defeat on Testosterone and Cortisol Response to Competition: Evidence for Same Response Patterns in Men and Women«, in: *Psychoneuroendocrinology*, 37, S. 1577–1581.
176 Carré, J. M. et al. (2013), »Changes in Testosterone Mediate the Effect of Winning on Subsequent Aggressive Behaviour«, in: *Psychoneuroendocrinology*, 38 (10), S. 2034–2041.
177 Coates, J. M. / Herbert, J. (2008), »Endogenous Steroids and Financial Risk Taking on a London Trading Floor«, in: *PNAS*, 105 (16), S. 6167–6172.
178 Bernhardt, P. C. et al. (1998), »Testosterone Changes During Vicarious Experiences of Winning and Losing Among Fans at Sporting Events«, in: *Physiol Behav*, 65 (1), S. 59–62.
179 Cornil, Y. / Chandon, P. (2013), »From Fan to Fat? Vicarious Losing Increases Unhealthy Eating, But Self-Affirmation Is An Effective Remedy«, in: *Psychol Sci*, 24 (10), S. 1936–1946.
180 Stanton, S. J. et al. (2009), »Dominance, Politics, and Physiology: Voters' Testosterone Changes on the Night of the 2008 United States Presidential Election«, in: *PLoS One*, 4 (10), e7543.
181 Saad, G. / Vongas, J. G. (2009), »The Effect of Conspicuous Consumption on Men's Testosterone Levels«, in: *Organ Behav Hum Dec Proc*, 110, S. 80–92.
182 Cheng, J. T. et al. (2018), »Prestige in a Large-Scale Social Group Predicts Longitudinal Changes in Testosterone«, in: *J Pers Soc Psychol*, 114 (6), S. 924–944.
183 Sawhney, R. C. et al. (1985), »Hormone Profiles at High Altitude in Man«, in: *Andrologia*, 17 (2), S. 178–184.
184 Von Wolf, M. et al. (2018), »Adrenal, Thyroid and Gonadal Axes Are Affected at High Altitude«, in: *Endocr Connect*, 7 (10), S. 1081–1089.
185 He, J. et al. (2015), »Exposure to Hypoxia at High Altitude (5380 m) for 1 Year Induces Reversible Effects on Semen Quality and Serum Reproductive Hormone Levels in Young Male Adults«, in: *High Alt Med Biol*, 16 (3), S. 216–222.
186 Minguez-Alarcon, L. et al. (2018), »Type of Underwear Worn and Markers of Testicular Function Among Men Attending a Fertility Center«, in: *Hum Reprod*, 33 (9), S. 1749–1756.
187 Shafik, A. (1993), »Effect of Different Types of Textile Fabric on Spermatogenesis: An Experimental Study«, in: *Urol Res*, 21 (5), S. 367–370.
188 Gettler, L. T. et al. (2011), »Longitudinal Evidence That Fatherhood Decreases Testosterone in Human Males«, in: *Proc Natl Acad Sci USA*, 108 (39), S. 16194–16199.
189 Gettler, L. T. et al. (2012), »Does Cosleeping Contribute to Lower Testosterone Levels in Fathers? Evidence from the Philippines«, in: *PLoS One*, 7 (9), e41559.
190 Grebe, N. M. et al. (2019), »Pair-Bonding, Fatherhood, and the Role of Testosterone: A Meta-Analytic Review«, in: *Neurosci Biobehav Rev*, 98, S. 221–233.
191 De Vries, E. E. et al. (2019), »Testosterone and Fathers' Parenting Unraveled:

Links with the Quantity and Quality of Father-Child Interactions«, in: *Adapt Hum Behav Physiol*, 5, S. 297–316.
192 Fukui, H. / Toyoshima, K. (2013), »Influence of Music on Steroid Hormones and the Relationship Between Receptor Polymorphisms and Musical Ability: a Pilot Study«, in: *Front Psychol*, 4, S. 910.
193 Doi, H. et al. (2018), »Negative Correlation Between Salivary Testosterone Concentration and Preference for Sophisticated Music in Males«, in: *Pers Invidiv Diff*, 125, S. 106–111.
194 Fukui, H. (2001), »Music and Testosterone. A New Hypothesis for the Origin and Function of Music«, in: *Ann NY Acad Sci*, 930 (1), S. 448–451.
195 White, S. F. et al. (2019), »Putting the Flight in ›Fight-Or-Flight‹: Testosterone Reactivity to Skydiving is Modulated By Autonomic Activation«, in: *Biol Psychiatry*, 143, S. 93–102.
196 Perini. T. et al. (2012), »Sensation Seeking in Fathers: The Impact on Testosterone and Paternal Investment«, in: *Horm Behav*, 61 (2), S. 191–195.
197 Cross, C. P. et al. (2013), »Sex Differences in Sensation-Seeking: A Meta-Analysis«, in: *Scientific Reports*, 3, S. 2486.
198 Wang, J. et al. (2016), »Recent Advances on Endocrine Disrupting Effects of UV Filters«, in: *Int J Environ Res Publich Health*, 13 (8), S. 782.
199 Escasa, M. J. et al. (2011), »Salivary Testosterone Levels in Men at a US Sex Club« in: *Arch Sex Behav.*, 40 (5), S. 921–926.
200 Diemer, T. et al. (2016), »Testosterontherapie«, in: *Urologe*, 55, S. 539–550.

Sachregister

Alkohol 142 ff.
- Hoden und 143
- Testosteronspiegel und 144
Alkoholeinnahme, chronische 94
Andropause 62
Androstendion 22 f., 32
Arbeitszeit 95 f.
- Testosteron und 96
- Testosteronspiegel und 96
Ashwaghanda 132 f.

Bewegung, Testosteronspiegel und 72 f.
Bildschirmkonsum 100
Bildschirmzeit 100
- Hormonhaushalt und 101
- Testosteron und 101
Biolebensmittel 86
Bioprodukt 86 ff., 111
Bisphenol A 81 f., 83
Bockshornklee 135

Cannabis 93, 144 ff.
- Cannabidiol (CBD) 145
- Delta-9-Tetrahydrocannabinol (THC) 145
- Hodenfunktion und 145
- Hormonhaushalt und 145
COVID-19 55 ff.
- Sterblichkeit und 56
- Testosteron und 56 f.
Cyberkrankheit 101

D-Asparaginsäure 131 f.
- testosteronsteigernde Auswirkungen der 132
Disruptoren, endokrine 81 f.
Drogenkonsum 142

Entzündungsprozesse, Chemikalien und 88
Estradiol 26 f., 30, 70, 109
Extremsport 163 f.

Fahrradfahren 149 f.
- Durchblutung im Genitalbereich und 150
- sexuelle Probleme und 149
- testosteronsenkende Wirkung des 150
Fasten 120 ff.
- »Eat stop eat«-Methode 120 f.
- 5:2-Intervallfasten 121
- LH und 121
- Nachtfasten 120
- Testosteronspiegel und 122
Fernsehkonsum, Testosteronspiegel und 100
Fettleibigkeit 93
FSH (follikelstimulierendes Hormon) 30, 32

Gewicht (Ratschläge) 71 f.
Gewichtsverlust, Testosteronwert und 70

Gingivitis 88
GnRH (Gonadoliberin) 29, 75

Hoden 148
– Körperwärme und 148
Höhen(wanderungen) 158
Honig 104 f.
– zur Testosteronsteigerung 105
Hypogonadismus 11, 26 32
– COVID-19 und 57
– sekundärer 33
– Standardtherapie bei 169
– tertiärer 32
– Testosteronwert und 33

Ingwer 117 f.
– LH und 117

Kaffee 113 f.
– entkoffeinierter 113
– Testosteron und 114
Kampfsportart 150 f.
Klimakterium virile 62
Koffein 113 f.

Lärm 102 f.
– Gesundsheitsrisiken durch 103
– Testosteronspiegel und 103
– Tinnitus 104
LH (luteinisierendes Hormon) 30, 32, 75

Maca 137 f.
– testosteronsteigernde Wirkung des 138
Männlichkeit, Testosteron und 94
Medienkonsum 100

Medikamente 90 f.
Menopause 62
– Östrogen und 62
– Progesteron und 62
Midlife-Crisis 59–64
– bei Frauen 60
– Klimakterium und 61
– Menopause und 62
Mikroplastik 83 f.
Mobiltelefon 97
Mucuna 133 f.
Mundhygiene 88
Musik 162 f.

Nahrungsergänzungsmittel 67 f., 123 f.
– Bor 127 f.
– Magnesium 126 f.
– Zink 124 f.
Nahrungsmittel 118 f.
– Glänzender Lackporling 119
– Lakritze 119
– Pfefferminze, Minze 119
– Soja 119
– Sojamilch 118
Nikotin 146

Omega-3-Fettsäuren 112

Parodontitis 88
Pestizide 84
Pflanzenschutzmittel 86 f.
Phthalsäuren 81
Pinienrindenextrakt 136
Plastikprodukte, Testosteronspiegel und 81
Pregenolon 22

Sachregister

Rauchen 146 f.
- Testosteronherstellung und 147
- Testosteronproduktion und 147
- Testosteronspiegel und 146
Rauschmittel 142

SARS-CoV-2 55 ff.
Schlaf 74
- Schlafdauer 75
- Testosteronspiegel und 75
Schlaf (Tipps) 76
Sexualität 47 f.
- männliche 166 f.
Sonnenschutzcreme 165 f.
Statussymbol 155
Strahlung, elektromagnetische 97 f.
- Eierstöcke und 97
- Hodenfunktion und 97, 99
- Hormonhaushalt und 98
Stress 77 f.
- chronischer 78 f., 95
Stress (Maßnahmen) 79 f.
Süßkartoffel 106 f.
- für Testosteronanstieg 106
Süßstoffe 110 f.
Süßungsmittel 111

Testosteron 10 f., 19 f.
- bei Frauen 41, 43
- Beziehungsformen und 47
- Cholesterin und 22
- Denkleistung und 49 f.
- Diabetes mellitus und 53 f.
- elektromagnetische Strahlung und 99
- Fruchtbarkeit und 47
- Geschlechterrollen und 47
- Herstellungsweg des 23
- Hoden und 21, 23
- Knochendichte und 52
- Leydig-Zellen und 21, 30
- Muskelmasse und 50 ff.
- Nerven und 42
- Östrogen und 27
- Schmerzen und 40 f.
- Schmerztherapie mit 41
- Schmerzwahrnehmung und 40
- Selbstbewusstsein und 44
- Speicherstelle für 25
- Stoffwechselprozesse und 54
- Stoffwechselweg des 26
- Stressresistenz und 42
- Varikozele und 93
- zur Gewichtsabnahme 54
Testosteron-Booster 12, 23, 106, 123, 132, 134 f., 137, 140
Testosterongesamtproduktion 18
Testosteronherstellung, Chemikalien und 88
Testosteronmangel 39
- Anzeichen für 27
- Erkrankungen und 93
- medikamentenverursachter 90
Testosteronpräparat 12, 35
Testosteronproduktion 19
- bei Frauen 51
- Gehirn und 72
- Thermoregulation und 148 f.
Testosteronrezeptor 26
Testosteronspiegel 19
- elektromagnetische Strahlung und 99
- kohlenhydratarme Kost und 112

– Körperfett 71
– körperlicher Fettanteil und 70
– Medikamentengruppen und 91
– Midlife-Crisis und 63
– orale Gesundheit und 89
– Partnerwahl und 46
– Senilität und 49
– Sexualität und 48 f.
– Zähne und 88 f.
Testosteronwert 29 f., 31-36
– Arbeitsstress und 96
– Arzneimittel und 91
– Beziehungsleben und 45
– Blutwerte und 94
– Libido und 48
– Midlife-Crisis und 63
Therapiemöglichkeiten 169 ff.
– Hauttherapie 170 f.
– Injektionstherapie 171
– Testosterontabletten 170
Tongkat Ali 138 f.
Transfette 112
Tribulis terrestris 139 f.
– fertilitätssteigernde Wirkung des 140
– hormonunterstützende Wirkung des 140
Trinkwasser 83 f.
– gefiltertes 84

Überarbeitung 95
Übergewicht 69, 94
Umwelthormone
  siehe Disruptoren, endokrine
Unterwäsche 159 f.

Varikozele 92
– Hypogonadie und 92
Vitamin D 129 f.
– Testosteronwert und 130

Wasserfilter 83
Wettkampf 152 f.

Xenoöstrogene 81

Zahnplaque 89
Zahnstein 89
Zucker 107–111
– Entzündungsprozesse und 109
– Hormone und 109
– Hypogonadie und 109
– versteckter 108
Zuckergehalt (Tabelle) 108
Zuckerkonsum 107
Zuckerkonsum (Strategien) 110
Zuckersucht 107
Zwiebel 115 f.
als Aphrodisiakum 116

Unsere Leseempfehlung

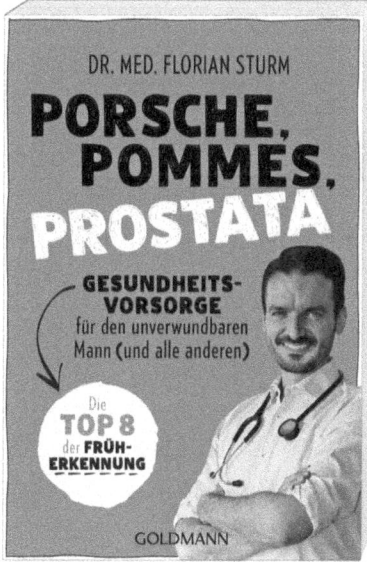

256 Seiten
Auch als E-Book
erhältlich

Männer sind notorisch schlecht darin, sich um ihre Gesundheit zu kümmern. Insbesondere die Vorsorge – also die Idee, dass man was für sich tut bevor es zu spät ist – liegt ihnen gar nicht. Doch auch wer keine Lust auf Joggen, grünen Tee und Goji-Beeren hat, kann sein gesundheitliches Schicksal in die Hand nehmen. Und zwar, indem er eine Handvoll überraschend unkomplizierter Möglichkeiten zur Früherkennung nutzt. Diese simplen, aber effektiven Tests enttarnen viele fiese, stille Krankheiten noch weit bevor Hopfen und Malz verloren sind. Vorsorge ist einfach und lohnt sich!

In diesem Sinne: Prost, Männer!

goldmann-verlag.de

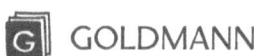